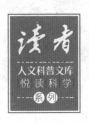

文章精选自《读者》杂志

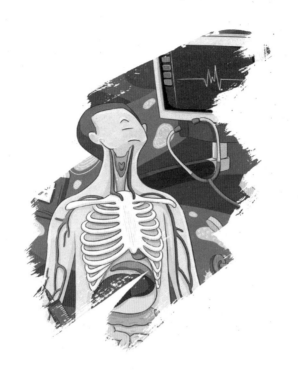

谁偷走了我们的免疫力

读者杂志社 ——————— 编

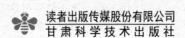

读者出版传媒股份有限公司

甘肃科学技术出版社

图书在版编目（ＣＩＰ）数据

谁偷走了我们的免疫力 / 读者杂志社编 . -- 兰州 ：
甘肃科学技术出版社，2021.7（2024.1重印）
ISBN 978-7-5424-2834-9

Ⅰ．①谁… Ⅱ．①读… Ⅲ．①医学－普及读物 Ⅳ．
①R-49

中国版本图书馆 CIP 数据核字（2021）第097327号

谁偷走了我们的免疫力

读者杂志社　编

项目策划	宁　恢
项目统筹	赵　鹏　侯润章　宋学娟　杨丽丽
项目执行	杨丽丽　史文娟
策划编辑	贾　真　周广挥　李　霞

项目团队	星图说
责任编辑	陈学祥
封面设计	吕宜昌
封面绘图	于沁玉

出　　版　甘肃科学技术出版社
社　　址　兰州市城关区曹家巷 1 号　　730030
电　　话　0931-2131570（编辑部）　　0931-8773237（发行部）

发　　行　甘肃科学技术出版社　　　印　刷　唐山楠萍印务有限公司
开　　本　787 毫米×1092 毫米　1/16　印　张　13　插　页　2　字　数　200 千
版　　次　2021 年 7 月第 1 版
印　　次　2024 年 1 月第 2 次印刷
书　　号　ISBN 978-7-5424-2834-9　　　定　价：48.00 元

图书若有破损、缺页可随时与本社联系：0931-8773237

摘尽枇杷一树金

——写在"《读者》人文科普文库·悦读科学系列"出版之时

甘肃科学技术出版社新编了一套"《读者》人文科普文库·悦读科学系列"，约我写一个序。说是有三个理由：其一，丛书所选文章皆出自历年《读者》杂志，而我是这份杂志的创刊人之一，也是杂志最早的编辑之一；其二，我曾在1978—1980年在甘肃科学技术出版社当过科普编辑；其三，我是学理科的，1968年毕业于兰州大学地质地理系自然地理专业。斟酌再三，勉强答应。何以勉强？理由也有三，其一，我已年近八秩，脑力大衰；其二，离开职场多年，不谙世事多多；其三，有年月没能认真地读过一本专业书籍了。但这个提议却让我打开回忆的闸门，许多陈年往事浮上心头。

记得我读的第一本课外书是法国人儒勒·凡尔纳的《海底两万里》，那是我在甘肃武威和平街小学上学时，在一个城里人亲戚家里借的。后来又读了《八十天环游地球》，一直想着一个问题，假如一座房子恰巧建在国际日期变更线上，那是一天当两天过，还是两天当一天过？再后来，上中学、大学，陆续读了英国人威尔斯的《隐身人》《时间机器》。最爱读俄罗斯裔美国人艾萨克·阿西莫夫的作品，这些引人入胜的故事，让我长时间着迷。还有阿西莫夫在科幻小说中提出的"机器人三定律"，至今依然运用在机器人科技上，真让人钦佩不已。大学我学的是地理，老师讲到喜马拉雅山脉的形成，是印澳板块和亚欧板块冲击而成的隆起。板块学说缘于一个故事：1910年，年轻的德国气象学家魏格纳因牙疼到牙医那里看牙，在候诊时，偶然盯着墙上的世界地图看，突然发现地图上大西洋两岸的巴西东端的直角突出部与非洲西海岸凹入大陆的几内亚湾非常吻合。他顾不上牙痛，飞奔回家，用硬纸板复制大陆形状，试着拼合，发现非洲、印度、澳大利亚等大陆也可以在轮廓线上拼合。以后几年他又根据气象学、古生物学、地质学、古地极迁移等大量证据，于1912年提出了著名的大陆漂移说。这个学说的大致表达是中生代地球表面存在一个连在一起的泛大陆，经过2亿多年的漂移，形成了现在的陆地和海洋格局。魏格纳于1930年去世，又过了30年，板块构造学兴起，人们才最终承认了魏格纳的学说是正确的。

我上学的时代，苏联的科学学术思想有相当的影响。在大学的图书馆里，可以读到一本俄文版科普杂志《Знание-сила》，译成中文是《知识就是力量》。当时中国也有一本科普杂志《知识就是力量》。20世纪五六十年代，中国科学教育界的一个重要的口号正是"知识就是力量"。你可以在各种场合看到这幅标语张贴在墙壁上。

那时候，国家提出实现"四个现代化"的口号，为了共和国的强大，在十分困难的条件下，进行了"两弹一星"工程。1969年，大学刚毕业的我在甘肃瓜州一个农场劳动锻炼，深秋的一个下午，大家坐在戈壁滩上例行学习，突然感到大地在震动，西南方向地底下传来轰隆隆的声音，沉闷地轰响了几十秒钟，大家猜测是地震，但那种长时间的震感在以往从来没有体验过。过了几天，报纸上公布了，中国于1969年9月23日在西部成功进行了第一次地下核试验。后来慢慢知道，那次试验的地点距离我们农场少说也有1000多千米。可见威力之大。"两弹一星"工程极大地提高了中国在世界上的地位，成为国家民族的骄傲。科技在国家现代化强国中的地位可见一斑。

到了20世纪80年代，随着改革开放时期来到，人们迎来"科学的春天"，另一句口号被响亮地提出来，那就是"科学技术是第一生产力"，是1988年邓小平同志提出来的。1994年夏天，甘肃科学技术出版社《飞碟探索》杂志接待一位海外同胞，那位美籍华人说他有一封电子邮件要到邮局去读一下。我们从来没有听说过什么电子的邮件，一同去邮局见识见识。只见他在邮局的电脑前捣鼓捣鼓，就在屏幕上打开了他自己的信箱，直接在屏幕上阅读了自己的信件，觉得十分神奇。那一年中国的互联网从教育与科学计算机网的少量接入，转而由中国政府批准加入国际互联网。这是一个值得记住的年份，从此，中国进入了互联网时代，与国际接轨变成了实际行动。1995年开始中国老百姓可以使用网络。个人计算机开始流行，花几千块钱攒一个计算机成为一种时髦。通过计算机打游戏、网聊、在歌厅点歌已是平常。1996年，《读者》杂志引入了电子排版系统，告别了印刷的铅与火时代。2010年，从《读者》杂志社退出多年后，我应约接待外地友人，去青海的路上，看到司机在熟练地使用手机联系一些事，好奇地看了看那部苹果手机，发现居然有那么多功能。其中最让我动心的是阅读文字的便捷，还有收发短信的快速。回家后我买了第一部智能手机。然后做出了一个对我们从事的出版业最悲观的判断：若干年以后，人们恐怕不再看报纸杂志甚至图书了。那时候人们的视线已然逐渐离开纸张这种平面媒体，把眼光集中到手机屏幕上！这个转变非同小可，从此以后报刊杂志这些纸质的平面媒体将从朝阳骤变为夕阳。而这一切，却缘于智能手机。激动之余，写了一篇"注重出版社数字出版和数字传媒建设"的参事意见上报，后来不知下文。后来才知道世界上第一部智能手机是1994年发明的，十几年后才在中国普及。2012年3月的一件大事是中国腾讯的微信用户突破 1 亿，从此以后的 10 年，人们已经是机不离身、眼不离屏，手机成为现代人的一个"器官"。想想，你可以在手机上做多少件事情？那是以往必须跑腿流汗才可以完成的。这便是科学技术的力量。

改革开放 40 多年来，中国的国力提升可以用翻天覆地来表述。我们每一个人都可以切身感受到这些年科学技术给予自己的实惠和福祉。百年前科学幻想小说里描述的那些梦想，已然一一实现。仰赖于蒸汽机的发明，人类进入工业革命时代；仰赖于电气的发明，人类迈入现代化社会；仰赖于互联网的发明，人类社会成了小小地球村。古代人形容最智慧的人是"秀才不出门，能知天下事"，现在人人皆可以轻松做到"秀才不出门，能做天下事"。在科技史中，哪些是影响人类的最重大的发明创造？中国古代有造纸、印刷术、火药、指南针四大发明。也有人总结了人类历史上十大发明，分别是交流电（特斯拉）、电灯（爱迪生）、计算机（冯·诺伊曼）、蒸汽机（瓦特）、青霉素（弗莱明）、互联网（始于 1969 年美国阿帕网）、火药（中国古代）、指南针（中国古代）、避孕技术、飞机（莱特兄弟）。这些发明中的绝大部分发生在近现代，也就是 19、20 世纪。有人将世界文明史中的人类科技发展做了如是评论：如果将 5000 年时间轴设定为 24 小时，近现代百年在坐标上仅占几秒钟，但这几秒钟的科技进步的意义远远超过了代表 5000 年的 23 时 59 分 50 多秒。

科学发明根植于基础科学，基础科学的大厦由几千年来最聪明的学者、科学家一砖一瓦地建成。此刻，忽然想到了意大利文艺复兴三杰之一的拉斐尔（1483—1520）为梵蒂冈绘制的杰作《雅典学院》。在那幅恢宏的画作中，拉斐尔描绘了 50 多位名人。画面中央，伟大的古典哲学家柏拉图和他的弟子亚里士多德气宇轩昂地步入大厅，左手抱着厚厚的巨著，右手指天划地，探讨着什么。环绕四周，50 多个有名有姓的人物中，除了少量的国王、将军、主教这些当权者外，大部分是以苏格拉底、托勒密、阿基米德、毕达哥拉斯等为代表的科学家。

所以，仰望星空，对真理的探求是人类历史上最伟大的事业。有一个故事说，1933 年纳粹希特勒上台，他做的第一件事是疯狂迫害犹太人。于是身处德国的犹太裔科学家纷纷外逃跑到国外，其中爱因斯坦隐居在美国普林斯顿。当地有一所著名的研究机构——普林斯顿高等研究院。一天，院长弗莱克斯纳亲自登门拜访爱因斯坦，盛邀爱因斯坦加入研究院。爱因斯坦说我有两个条件：一是带助手；二是年薪 3000 美元。院长说，第一条同意，第二条不同意。爱因斯坦说，那就少点儿也可以。院长说，我说的"不同意"是您要的太少了。我们给您开的年薪是 16000 美元。如果给您 3000 美元，那么全世界都会认为我们在虐待爱因斯坦！院长说了，那里研究人员的日常工作就是每天喝着咖啡，聊聊天。因为普林斯顿高等研究院的院训是"真理和美"。在弗莱克斯纳的理念中，有些看似无用之学，实际上对人类思想和人类精神的意义远远超出人们的想象。他举例说，如果没有 100 年前爱因斯坦的同乡高斯发明的看似无用的非欧几何，就不会有今天的相对论；没有 1865 年麦克斯韦电磁学的理论，就不会有马可尼因发明了无线电而获得 1909 年诺贝尔物理学奖；同理，如果没有冯·诺伊曼在普林斯顿高等研究院里一边喝咖啡，一边与工程师聊天，着手设计出了电子数字计算机，将图灵的数学逻辑计算机概念实用化，就不会有人人拥有手机，须臾不离芯片的今天。

对科学家的尊重是考验社会文明的试金石。现在的青少年可能不知道，近在半个世纪前，我们所在的大地上曾经发生过反对科学的事情。那时候，学者专家被冠以"反动思想权威"予以打倒，"知识无用论"甚嚣尘上。好在改革开放以来快速而坚定地得到了拨乱反正。高考恢复，人们走出国门寻求先进的知识和技术。以至于在短短 40 多年，国门开放，经济腾飞，中国真正地立于世界之林，成为大国、强国。

虽说如此，人类依然对这个世界充满无知，发生在 2019 年的新冠疫情，就是一个证明。人类有坚船利炮、火星探险，却被一个肉眼都不能分辨的病毒搞得乱了阵脚。这次对新冠病毒的抗击，最终还得仰仗疫苗。而疫苗的研制生产无不依赖于科研和国力。诸如此类，足以证明人类对未知世界的探索才刚刚开始。所以，对知识的渴求，对科学的求索，是我们永远的实践和永恒的目标。

在新时代，科技创新已是最响亮的号角。既然我们每个人都身历其中，就没有理由不为之而奋斗。这也是甘肃科学技术出版社编辑这套图书的初衷。

写到此处，正值酷夏，读到宋代戴复古的一首小诗《初夏游张园》：

乳鸭池塘水浅深，

熟梅天气半晴阴。

东园载酒西园醉，

摘尽枇杷一树金。

我被最后一句深深吸引。虽说摘尽了一树枇杷，那明亮的金色是在证明，所有的辉煌不都源自那棵大树吗？科学正是如此。

胡亚权

2021 年 7 月末写于听雨轩

目　录

办公室里的隐形杀手

胡珀斯

在办公桌前坐太长时间，可能会有得深静脉血栓的风险，深静脉血栓通常被认为是久坐飞机乘客的常见疾病。但新西兰研究人员最近发现，前去就医的血液凝结患者中，有三成是长时间坐办公室的人。

但是，对于久坐桌前的上班族而言，办公室隐藏的杀手远不止深静脉血栓。

空调让办公室变成撒哈拉

空调似乎是酷热天气的福音，但是，英国加的夫大学感冒中心的主任伦·埃克斯教授说，办公室的空调可能有助于传染夏天的感冒病菌。埃克斯说："鼻子内膜本来被一层薄薄的黏液覆盖，以帮助我们预防细菌传染。但空调会吸干空气中的水分，导致黏液变干，更易被传染感冒。"

心理学家兼压力专家大卫·刘易斯博士的调查显示，每 8 个办公室中，就有 1 个像撒哈拉沙漠一样干燥。其结果是使员工出现慢性脱水，而慢性脱水会导致疲乏和头疼，工作效率降低，更严重的甚至导致昏厥。英国利兹都市大学健康和运动科学的讲师刘易斯·萨顿说："经常饮水有助于预防头脑发涨或疲乏，站起来去接水也能让你离开办公桌做适当而必要的休息。"

办公椅让背部疼痛

英国慈善组织"关注后背"声称，坐一把设计有缺陷的椅子，能使你的后背疼痛，因为背部肌肉所承受的压力过多。他们建议，最好选择靠背能调整的、椅子腿呈星状的办公椅，这样的椅子可均匀分配压力。

而且，你需要适当调整椅子的位置——脚踩到地面上，肘部与办公桌上部呈适宜角度。你应该坐在椅子的适当位置，而不是屁股仅沾着椅子前沿。你的背部和肩膀要挺直，贴住椅子靠背。

新一代"电脑眼"

英国"关爱眼睛"慈善协会称，英国人一生中平均有 13 万个小时在电脑屏幕前度过。其结果是出现了新一代"电脑眼"人，他们会感到头疼、眼睛疲劳和视力下降。"关爱眼睛"慈善协会推荐：要确保显示器与人眼的距离为 33~84 厘米（13~33 英寸）。电脑屏幕中心距离你目光水平方向 10~15 厘米（4~6 英寸）。字体应为 12 号或者更大，电脑屏幕应保持干净。

键盘比马桶座圈还脏

在桌子前吃三明治、化妆或喝咖啡，是上班族常做的事情。但是，美国亚利桑那大学的研究显示，正是这些食物残渣和其他东西，让你的键盘比卫生间的马桶座圈还要脏。

微生物学家查尔斯·格巴博士发现，每6.4516平方厘米（1平方英寸）的键盘藏有3295种细菌，相比之下，卫生间的马桶座圈每6.4516平方厘米才有49种细菌。格巴博士说："如果有人传染上了感冒或者流感病毒，他们当天接触的物体表面会变成细菌传染点，因为有些细菌能存活72个小时。键盘可能就成了一个病菌培养器，它能将病菌传染给任何接触过它的人。"

电话加剧心情恶化

每天使用两小时的电话，足以让你的心情加剧恶化。英国萨里大学的一项研究显示，紧贴住耳朵的电话听筒会导致腰椎间盘出问题。

研究组建议，尽量使用戴在头上的电话听筒，它能减少大约40％的压力。

2006年的一项研究显示，手机和固定电话都危害健康，因为它们携带细菌。英国曼彻斯特城市大学的微生物学家声称，每6.451 6平方厘米（1平方英寸）电话上有细菌数万，因为手机的热度和使用频次，使得它成为一个绝好的细菌滋生地。

复印机、传真机和交通污染无异

复印机和传真机感光过度发出的气味，如甲醇和异丁烯酸盐会导致一系列问题，包括头疼和皮疹。英国慈善机构"英国过敏"的发言人林德塞·迈克曼纽斯表示，有的人还会出现呼吸困难。她说："油墨块和墨粉的挥发能减少大气中的臭氧量，它与交通污染导致的危害相同。"她建议，要保持窗户通风，如果该设备的位置与你的座位很近，你的办公桌最好搬离该设备。

病菌比人类更聪明

林　熙

人类滥服抗生素已严重到如果医生不给抗生素，他就被认为是不会诊病的医生的地步。

有人说："我们所面对的微生物，它们具有不可思议的能力。我们不知道接下来将会有什么情况。最令人担心的是，目前所看到的可能只是冰山一角。"滥用抗生素会带来什么后遗症呢？顽强的超级细菌该如何消灭？

细菌，说它小，威力却很大，在科技世界里它是备受关注的课题之一。

有人把盘尼西林、原子弹及雷达并列为第二次世界大战期间的三大发明。的确，在人类制造盘尼西林等抗生素之前，病菌一直是最大的杀手。

14 世纪欧洲发生黑死病，三分之一人口死于传染病。病菌在历史上最可怕的例子，出现在 16 世纪初的美洲。西班牙人带来的天花病菌，夺走了墨西哥阿兹特克帝国的半数人口。

估计美洲原有 2000 万印第安人，白人登陆后人口锐减 95％。

抗生素在五十多年前出现之后，许多传染性疾病如天花、肺病、脑膜炎及伤寒病等，不再是不治之症。抗生素因此被奉为灵丹妙药，医学界甚至在 20 世纪 70 年代夸口说，人类完全消灭传染病的日子指日可待。

可是，接着发生的一连串事例却证明，事情没那么简单。原来用某些抗生素轻易可以对付的黑死病或肺病等病症，现在却必须用更强的其他药物才能消灭。具有超级抵抗力的病菌不时出现，医学专家最后不得不承认："病菌比人类更聪明。"

令人意外的是，病菌之所以变得更"强壮"，正是因为人们大量甚至过度地使用抗生素造成的。抗生素是生物体（一般是微生物）所产生的化学物质，它具有消灭其他微生物的功能，例如盘尼西林就是青霉菌所分泌的物质。

滥用抗生素等于替超级病菌打江山

今天，不仅医生大量地使用抗生素来治疗各种病，许多病人甚至对医生没给他抗生素表示不满，认为医生不会诊病。另一方面，畜牧业与农业也大量使用抗生素。现代农场的牲畜都挤在有限空间里，农场必须依靠抗生素来保持牲畜健康。饲养者也发现，在饲料中加入抗生素，牛羊会长得更壮、更快。原因很简单，牲畜原本需要把部分身体功能用在抵抗病菌上，现在抗生素把它们体内的病菌消灭掉了，这些"力气"可以用在长肉上。

问题是，残存的抗生素会通过牲畜的肉类或乳制品进入人体内，我们就像那些牲畜一样，天天吃下抗生素。

另外，许多新的家庭清洁卫生用品，如肥皂、洗澡液、清洁剂等，也加了抗生素，为了更有效地消灭病菌。

每当病人服下抗生素时，药物会杀死大部分病菌，可是其中有几个抵抗力特强的病菌在逃过大灾难之后大量繁殖。病人下一次再服用相同的抗生素就不再有效，无法杀死病菌。

病菌产生抵抗抗生素的能力，是自然界的自然现象，也是达尔文适者生存理论的最好写照。

生物在繁殖过程中偶尔会出现基因变异现象，病菌也一样。它们在分裂时复制遗传密码程序出了问题，使一些病菌具有稍微不同的基因特性。

在一般情况下，这些新特性或许没什么用途，可是如果其中一些刚好具有抵抗某些抗生素的作用，它就能侥幸生存下来。病菌也像其他生物一样，大家生活在有限空间中，为了使自己能活下去，必须争夺有限的资源。可是因为抗生素把其他病菌杀死了，剩下那些具有特别抵抗能力的病菌就能自由生长，于是更多病菌就具有这类抵抗力。

可以这么说，我们使用大量的抗生素，等于是在帮助超级病菌"打江山"。

病菌遗传演化速度比高等生物快

病菌与高等生物的最大不同是，高等生物繁殖一代需要很长时间；在病菌的世界里，一小时就能繁殖好几代，所以微生物遗传演化的速度比高等生物快许多。它们只需要一段不太长的时间，原本是少数病菌身上的异禀就会演化为整个族群的共同新特性，大家都转化为超级病菌。

更可怕的是，除了基因变异之外，病菌也能通过依附在同类或其他种类的微生物上进行部分基因的交换。

还有，有些细菌死时会"流"出基因物质，而如肺炎球菌这类的病菌则有特殊功能，能从周围的细菌死尸上吸收基因物质，这意味着有些病菌不需要等待自然的基因变异，就能通过其他细菌获得抵抗药物的基因。

美国疾病控制及预防中心的大卫·贝尔医生就说："我们现在面对的问题，不是个别病菌演化出抵抗能力，几乎所有能以抗生素治疗的主要病原体都产生了新抵抗力。"

细菌抵抗抗生素的方法，一般有几种，有的体内有所谓的分子泵，把抗生素推出细胞外，使药物无法产生作用。另一种则是具有能把抗生素"切"开化解掉的酶。

20世纪90年代中期，肠球菌出现更强的抵抗力，才敲响"超级病菌"的警钟。肠球菌是发生感染的主要病菌之一，它能引起伤口或尿道感染，甚至引发脑膜炎。它已发展出抵抗抗生素万古霉素的能力。

医学界非常担心其他病菌也"传染"到这些新特性，尤其是金黄色酿脓葡萄球菌。这也是医院感染的主要病菌之一，原本能用新青霉素Ⅰ来杀灭，后来却产生抵抗新青霉素Ⅰ的能力，现在只有万古霉素能制服它。如果连万古霉素也不怕的话，事情可就非常麻烦。

它代表病菌有能力发展出抵抗多种抗生素的能力。

这类超级病菌确实出现了。东京一名细菌学家已发现了能抵抗万古霉素的金黄色酿脓葡萄球菌（代号为Mu50）。继日本、美国和法国之后，香港也在去年发现首宗抗万古霉素金黄色酿脓葡萄球菌新病例。

抗生素万古霉素能破坏细菌的细胞壁，使微生物无法生存。Mu50因为制造组成细胞壁的蛋白质的能力特别强，所以它的细胞壁比一般细菌的厚，使药物无法侵入。

英国伦敦大学的威廉·诺贝尔曾做过实验，把肠球菌的基因移植入金黄色酿脓葡萄球菌里，结果产生出的新病菌抵抗万古霉素的能力比Mu50还强上50倍。

肠球菌抵抗万古霉素的方法与金黄色酿脓葡萄球菌不同，它的细胞壁蛋白质与金黄色酿脓葡萄球菌不一样，所以万古霉素无法进行破坏。

许多人批评诺贝尔医生的实验太危险，万一那超级病菌从实验室逃出来，后果将不堪设想。可是他的实验证明病菌间基因转移是可行的，如果肠球菌把它的基因特性传给其他病菌，人类将面对巨大难题。

面对这些超级病菌，人类当然不一定是束手无策的。医生可以用更昂贵、毒性更强的药物来制服它们，制药厂也必须不断研制新的抗生素。

看样子，人类与病菌的这场硬仗还必须继续打下去，就如有人所说的："我们所面对的微生物，它们具有不可思议的能力，我们不知道接下来将会有什么情况。最令人担心的是，目前所看到的可能只是冰山一角。"

安静权

鲍尔吉·原野

公交车以前报站明确，如"大西菜行车站到了"，无一字多余。

现在则改成了"某某岛牌羊肝羹提高视力提醒您，大西菜行车站到了"。

我想了半天才听明白。这里面有某某岛、羊肝羹、视力，屁股后面跟一个大西菜行。这就像足球守门员面对迎面踢过来的几个球，不知扑哪个好一样。

还有"某某眼科准分子治疗近视只需一分钟提醒您，泰山路车站到了"。

"某某齿科洁齿护齿还您美丽微笑提醒您，前方到站华洋大厦。"

我以为自己听到了梦话，想了半天才悟出这跟坐车有关，跟到站也有关，而且，这也是为了大伙儿好，坐着车让你知道怎样提高视力，牙到哪里去美白，属于美丽人生。

但多好的事情这么一弄也成了周星驰的电影。公交车的报站仿佛可以理喻，但我还是理喻不了。虽然牙也白了、近视也好了，但容易使人忽略站名。我就是光听"羹"什么的早下了两站，这也是一种"信息不对称"。

在公交车上，乘客表面上冷漠、懈怠，仿佛很放松，其实人在任何公共场合都难以放松。在公交车上坐一个小时，比干一个小时的体力活还要累，因为紧张。紧张的来源不仅由于车辆走走停停，人流上上下下，景物虚虚实实，还在于人与人处于近距离的身体接触——距离小于 30 厘米时，人体就开始分泌大量的预警激素。在潜意识中，这是不安全的表现。

人与动物一样，陌生对象出现在超近距离，会引发奔跑、反抗、搏击等带有敌意的欲望。当这些欲望不能被释放时，人就会疲劳。因为应激荷尔蒙是不可逆的，只能在运动中消耗，无法按原道回去被身体吸收。这就是紧张的人容易疲惫的原因。譬如两个仇人对视一分钟，其体力消耗足以使他们累倒在地。而在公共空间——车站、商场、飞机和大巴内，消除紧张最好的方法就是让耳根清净。此时，大量声音信息会激发更多的紧张激素。不管是洁齿还是明目都令人焦虑，至少会令人困惑。所以，人在公交车上突然听到"羊肝羹"，要眨巴眼睛想半天——紧张导致智力下降。

现在的信息太多了，多到脑袋装不下的程度。用一个朋友的话说：

"现在哪还有叫脑袋的，早就改叫垃圾处理器了！""入鲍鱼之肆，久而不闻其臭"是由于人的嗅觉神经有自动关闭的机制。但人的听觉与视觉都不会暂时关闭，暂聋暂盲是可怕的事情。

　　人的大脑有一种无法改变的功能，即不断地追索词语以及所有事情的意义。在无意义面前，大脑由于寻找不到答案而引发焦虑，当然这是积累到固定阈值之后的事情。如果在人权当中引申出一项"安静权"的话，公共场所的这些广告无疑损害了这项权利。权利是伴随选择而产生的，譬如电视机的频道转换器就给了观众看与不看的权利。

　　市场竞争正在剥夺这些权利，在无孔不入的资讯面前，人群中呈现着一张张冷漠的脸。在城里，已经很难看到纯朴生动的脸了。这和多种因素相关，与无法回避的喧嚣也有关。

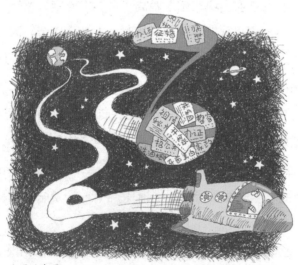

小黑孩｜图

惊人的机体损耗

薛志勇

人们在日常生活中关注自己身体的时候，总会对着镜子瞧瞧自己是瘦了还是胖了？皱纹是否爬上了额头或者两鬓是否增添了白发？然而，镜子反映的只是表象，却不能洞察机体日复一日的工作情况。实际上，人体犹如一架不知疲倦的机器，它一年的工作量就会使您惊讶不已。下述科学家统计出的一组数字表明，要想延年益寿，平时善待身体是必不可少的。

呼　吸

在平静的状态下，一个成年人每分钟的呼吸大约 16 次，期间经由肺部交换的空气可达 8 升，而一年的呼吸总量足可以充满两个跨洋越海的巨型气球。

肝　脏

肝脏是人体中最大的腺体，它兢兢业业地完成着各种不同的功能，其中最重要的是分泌胆汁。这是一种能溶解脂肪的碱性物质，全年分泌量可达 365 升。

眼　睛

如果按一次流泪 5 毫升计算，那么一年下来就可装满一盐水瓶。但新生儿在刚出生的 3 个月内根本不会流泪。此外，为了使眼睛湿润，人们每分钟约眨眼 20 次，而此举在一年内造成的肌肉收缩竟高达 1000 多万次。

骨　骼

在生命出生的头两年，人体骨骼的基本构造形态会一个细胞一个细胞地逐渐发育完成。进入成年后这一过程就变慢，骨骼的年变化量通常在 10% 左右。但从 35~40 岁开始，骨骼密度开始以每年 0.1% ~0.3% 的速度递减，因此大多数人在 45 岁后其身高每 10 年要减少 0.125 厘米。

毛细血管

正是这些很细小的、遍布全身的血管才得以保证血液的微循环。如果将全部毛细血管拉成一直线，那么其长度竟达到 9.655 8 万千米以上，能绕地球赤道两圈多。此外，在人体中一直存在数万亿个淋巴细胞，即与各种感染做斗争的白细胞，它们通常会以每分钟 1000 万个的速度获得再生。

头　发

人的头皮上平均有 10 万个毛囊，每月长发约 1 厘米，这表明一年可长 12 厘米。虽然每天掉发可达 100 多根，一年就是 4 万来根，但每根头发在掉之前平均要生长 2~6 年。在人体上长得最快的部位是下巴的胡子，一天就能长出 0.37 毫米，往往是清晨刚刮过，到傍晚时分就能长到 0.14 毫米，从而形成"夜间板刷"效应。

皮　肤

年轻人的皮肤中含有大量的水分，其总量约达 8 升，而每天通过皮肤散失的水分就有 2 升。皮肤细胞的衰老过程为 120 天，因而人体在一年内要彻底更换 3 次皮肤。

大　脑

人在进入 35 岁后，其脑细胞数量就以每天 7000 个开始减少，一年则减少 250 多万个。这些细胞永远无法恢复。然而，如果在晚上能睡个好觉，那么就可使剩下的细胞处于最佳状态。

胃　液

胃腺每天能分泌 1~2 升胃液，它的主要作用就是促进食物消化。人体所需的消化过程因摄食时间和摄食量的不同而有区别，一般都在 12~24 小时。

肾　脏

人体的肾脏每天要让 300 升液体通过自身，在"过滤"这些大量的流体中通常要排出 2 升尿液，而一年的排泄量达到 700 升。

心　脏

在平静状态下心跳速度通常为每分钟 80 次，泵动血液为 5 升。

在一年之内，心肌的总收缩量达 4200 万次，泵动的血液可以充满几个水池，心脏负荷之重由此可见一斑。

消　化

一个成年人每天平均需要 8370 千焦（2000 千卡）热量，一年则为 306 万千焦（73 万千卡）。

对西方人来说，一般需摄食 26 千克糖、78 千克土豆、500 个苹果、150 个面包和 200 个鸡蛋。热量中的大部分作为人体活动的能源，具体每小时的消耗量是：睡觉为 230 千焦（55 千卡），坐着时为 314 千焦（75 千卡），走动时为 837 千焦（200 千卡），上下楼梯时则为 2093 千焦（500 千卡）。

人体器官衰老时间

阿　碧

人类如同自然界其他生物一样，要面临衰老和死亡。曾经有不少人误以为，人体各个器官在人们步入老年时才开始衰老。然而，英国研究人员表示，人体各个器官的衰老时间比我们预想中的要早得多，在我们步入老年之前，大部分器官早已开始衰老。尤其令人震惊的是，在所有的重要器官中，最先衰老的竟然是大脑和肺，较晚衰老的是肝脏。了解一下人体各个器官的衰老时间，可以帮助我们更好地对其进行护理，让我们活得更健康。

大脑衰老时间：20 岁

随着我们年龄的增长，大脑中神经细胞的数量会逐步减少。我们降临人世时神经细胞的数量达到 1000 亿个左右，但从 20 岁开始逐年下降。到了 40 岁，神经细胞的数量开始以每天 1 万个的速度递减，从而对记忆力、协调性及大脑功能造成影响。因此，成年人的记忆力往往不如小孩，中年之后记忆力更是大大减退。除了神经细胞数量减少之外，神经间质细胞（连接神经细胞的细胞）的功能退化也是大脑衰老的重要原因。这些细胞的衰老导致神经细胞之间的信息交流不通畅，协调合作的能力大大减弱。

肺衰老时间：20 岁

不少运动员的黄金时期是 10 多岁，其中不少人在 20 岁左右就不得不退役，这是因为肺从 20 岁开始衰老。到了 40 岁，一些人就出现气喘吁吁的状况，部分原因是控制呼吸的肌肉和胸腔变得僵硬，使得肺的运转更困难，进而肺的活力减弱，呼气之后一些空气会残留在肺里，导致气喘吁吁。30 岁时，普通男性每次呼吸会吸入约 950 毫升的空气；而到了 70 岁，这一数字降至 475 毫升左右，正好减少了一半。

皮肤衰老时间：25 岁

随着生成胶原蛋白的速度减缓，加上能够让皮肤迅速弹回去的弹性蛋白弹性减小（甚至发生断裂），皮肤在你 25 岁左右开始自然衰老。

死皮细胞不会很快脱落，生成的新皮细胞的量可能会略微减少，这就是皱纹产生的原因。

肌肉衰老时间：30 岁

肌肉一直在生长、衰竭，再生长、再衰竭。年轻人这一过程的平衡性保持得很好。但是，30 岁以后，肌肉的衰竭速度大于生长速度。

过了 40 岁，人的肌肉开始以每年 0.5％ ~2％ 的速度减少。经常锻炼有助于预防肌肉老化。

头发衰老时间：30 岁

男性通常到 30 岁开始脱发，每一根新头发都比先前的细。最后，剩下的全是小得多的毛囊和细细的短桩，没有从表皮长出来。多数人到 35 岁会长出一些白头发。随着年龄的增长，黑素细胞活跃性逐渐降低，产生的色素也随之减少，头发颜色褪去，长出来的就是白头发。

性器官衰老时间：35 岁

由于卵巢中卵的数量和质量开始下降，女性的生育能力到 35 岁以后开始衰退。子宫内膜可能会变薄，使得受精卵难以着床，造成一种抵抗精子的环境。男性的生育能力也在这个年龄开始下降。40 岁以后结婚的男人，由于精子的质量下降而导致配偶流产的可能性更大。

乳房衰老时间：35 岁

中年妇女往往为自己的乳房不够坚挺而烦恼。事实上，女人到了 35 岁，乳房组织中的脂肪开始丧失，体积和丰满度因此下降。从 40 岁起，女人的乳房开始下垂。

骨骼衰老时间：35 岁

儿童的骨骼生长速度很快，只需 2 年就可完全再生。成年人的骨骼完全再生需要 10 年。25 岁前，骨密度一直在增加。到了 35 岁左右，骨质开始流失，进入自然老化过程。骨骼密度的缩减可能会导致身高降低，椎骨中间的骨骼萎缩或者碎裂。

眼睛衰老时间：40 岁

眼睛老花情况比我们预想的出现得早，一般人在 40 岁就变成了"远视眼"。这是因为随着年龄的增长，眼部肌肉变得越来越无力，眼睛的聚焦能力开始下降。

心脏衰老时间：40 岁

随着我们的身体日益衰老，心脏向全身输送血液的效率也开始降低。这是因为血管逐渐失去弹性，动脉变硬或者出现阻塞。造成这些变化的原因是脂肪在冠状动脉堆积，输送到心脏的血液减少，有时会引起心绞痛。45 岁以上的男性和 55 岁以上的女性心脏病发作的概率较大。一项新研究发现，英国人的心脏平均年龄比他们的实际年龄大 5 岁，可能与他们的肥胖和缺乏锻炼有关。

牙齿衰老时间：40 岁

人变老的时候，唾液的分泌量会减少。唾液可杀死细菌，唾液减少，牙齿和牙龈更易松动。牙龈逐步萎缩，这是 40 岁以上的成年人常见的状况。

肾衰老时间：50 岁

肾过滤量从 50 岁开始减少。肾可将血液中的废物过滤掉，肾过滤量减少的后果是，人失去了夜间憋尿功能，需要多次跑卫生间。75 岁老人的肾过滤量是 30 岁时的一半。

前列腺衰老时间：50 岁

前列腺常随年龄而增大，引发的问题包括小便次数的增加。良性前列腺增生，困扰着半数 50 岁以上的男子。前列腺吸收大量睾丸激素，会加快前列腺细胞的生长，引起前列腺增生。正常的前列腺大小犹如一粒胡桃，但是，增生的前列腺有一个橘子那么大。

肠衰老时间：55 岁

如果肠内的有害细菌和有益细菌数量能达到平衡，这样的肠胃是健康的。人们在 55 岁之后，经常会感到肠胃不适，这是因为肠胃开始衰老，肠道内的环境发生变化，不太适合有益细菌的生存，有益细菌的数量逐年下降。这种情况在大肠内尤为明显，会导致人体消化功能下降，肠道疾病风险增大。随着我们年龄的增长，胃、肝、胰腺、小肠的消化液流动逐渐减少，因此老年人发生便秘的概率比年轻人多得多。

耳朵衰老时间：55 岁

从 55 岁开始，内耳的"毛发细胞"开始减少。毛发细胞可接受声振动，并将声振动传给大脑。

舌头和鼻子衰老时间：60 岁

人一生中最初分布在舌头上的味蕾大约有 1 万个，到老了之后，这个数目可能要减半。过了 60 岁，味觉和嗅觉逐渐衰退，它们可能会因为诸如鼻息肉或窦洞之类的问题而加快退化。

膀胱衰老时间：65 岁

65 岁时，我们有可能丧失对膀胱的控制，尿失禁和尿频的现象开始出现。此时，膀胱会忽然间收缩，即便尿液尚未充满膀胱。女人更易遭受膀胱问题，步入更年期，雌激素水平下降使得尿道组织变得更薄、更无力，膀胱的支撑功能因此下降。如果说 30 岁时膀胱能容纳两杯尿液，那么 70 岁时只能容纳一杯。这会导致上厕所的次数更为频繁，尤其是肌肉的伸缩性下降，使得膀胱中的尿液不能彻底排空，反过来导致尿道感染。

喉咙衰老时间：65 岁

随着年龄的增长，我们的声音会发生变化。这是因为喉咙里的软组织弱化，影响声音的响亮程度和质量。这时，女人的声音变得越来越沙哑，而男人的声音越来越弱。

肝脏衰老时间：65 岁

肝脏似乎是体内唯一能挑战老化进程的器官。肝细胞的再生能力非常强大。手术切除一部分肝后，3 个月之内它就会长成一个完整的肝。如果捐赠人不饮酒不吸毒，或者没有患过传染病，那么一个 70 岁老人的肝也可以移植给 20 岁的年轻人。

人类的体温为何是 37 摄氏度

混乱博物馆 chaosmuseum

我们已经太习惯自己的体温，以至对它视若无睹，除非中暑、发烧、寒冷，才会关注它。如果静下来思考我们的体温为何如此，会发现其中暗含着更加久远的故事：恒温动物异军突起，与变温动物争夺天下。这是一场考验能源获取、动员效率、反应速度，甚至抵御生化武器的持久战争。最终，恒温者彻底占据了天空和大地。

我们都知道人类的体温是 37 摄氏度，其实人类的体温因为身体部位和时间的不同，都会有所差别。

但变化范围有限，出于方便起见，大体上可以认为正常人类体温恒定在 37 摄氏度。

然而恒定的体温并非理所当然。当体温高于环境温度，身体因为热传导与辐射持续丧失热量，且温度差越大，热量损失越快。若要维持体温不变，就必须在体表建立有效的隔热层，同时在体内源源不断地制造热量，才能平衡损失。

这意味着人类必须频繁地进食、进水，才能保证体温不会有大幅的变化。对于其他恒温动物，也就是大部分哺乳类和鸟类也是如此。

相比之下，变温动物在相同的体重下，对能量的需求只有恒温动物的 1/10。这让它们更加容易在食物匮乏的环境中生存下来。

这样看来，变温动物的生存策略似乎更加高明。但实际情况是，奢侈消耗热量的哺乳类和鸟类，反而完全占据了大地与天空、高山与两极，它们才是当今世界占统治地位的物种。

这是因为，恒温具有明显的生存优势。

当气温太高，缺乏体温调节能力的变温动物必须躲藏起来，防止体温过高导致死亡；当气温太低，它们又需要寻找外部热源，或者进行休眠。

恒温动物受气温影响更小，因而能适应更多变的环境，抢占更多生态位。这也就解释了为何在南北两极有很多哺乳动物和鸟类，却没有爬行动物。

变温动物在外界气温变化较大时，还会行动缓慢、反应迟钝。这是因为，动物体内控制所有生化反应速率的酶，对温度变化非常敏感，相差 10 摄氏度，都会带来 2~3 倍的变化。而恒温动物总是保持在自己的最佳温度，生化反应速率更高，因而拥有更加出色的反应和运动能力。

然而问题还是没有解决。虽然恒温具有这些优势，但是人类的体温为何会停留在 37 摄氏度？

其实不只是人类，一些常见的哺乳动物的体温也都接近这个数值。鸟类的体温更高一点，不过一般也相差不大。

如果我们把常温、常压下水的冰点和沸点及其之间的温度，看作一条线段，那么就会发现，黄金分割的另一端是 38.2 摄氏度，非常接近我们的平均体温。这大概只是一个美妙的巧合。但生物学家卡萨德瓦利发现，黄金体温确实存在，而问题的关键与毫不起眼的真菌有关。

自然界中存在着种类繁多的真菌，其中不乏致命的杀手。比如蛙壶菌，对几种蛙类来说，感染就意味着死亡。熊蜂微孢子虫，会在熊蜂体内大量繁殖，导致它们肚子太大无法弯腰交配。（蝉）团孢霉，能吃光（周期）蝉体内的器官。

尽管能接触到超过 4000 种真菌，哺乳类动物却只会感染其中不到 500 种，大部分也不会致病。

对鸟类的研究也同样显示，真菌能引发的鸟类疾病非常少。这让它们相对于容易感染真菌的动物，具有很大的生存优势。

除了免疫系统的功劳，体温也在其中发挥着至关重要的作用。因为绝大多数真菌的活动温度在 4 摄氏度到 30 摄氏度，只有不到 1/3 的真菌能在 37 摄氏度以上的环境中存活。

提高体温可以杀灭更多真菌，但是更高的体温也会消耗更多的热量，在不生病和不饿死之间，人类或是其他动物必须选择一个平衡点。卡萨德瓦利对这二者进行建模和计算，发现存在一个投入与收益的最优解：36.7 摄氏度。

体温低于这个"黄金体温"的哺乳动物，都更易感染真菌。比如在北美，异温性的蝙蝠在休眠时体温会下降到环境温度，这让它们很容易感染真菌，引发白鼻子综合征，并大批死亡。

于是，在残酷的自然选择和简单的数学原理下，人类的体温就固定为 37 摄氏度。

你的生活方式大脑喜欢吗

科学松鼠会

你想认真投入工作，你的大脑却不给予支持，大脑开始抗议了。

于是，你加班到深夜，回家时发现没带钥匙；在打开文件夹后怎么也想不起来究竟要打开哪个文件；晚上睡不着，白天哈欠连天……有人说这是因为自己老了，没有年轻时脑子好了。大脑认知能力随着年龄增长而下降，就像我们的牙齿随着年龄增长而出现各种问题一样。虽然也许和年龄相关，但并不存在一定的因果关系，可能更多取决于我们对待它的方式。为了牙齿的健康，你养成了每天刷牙的习惯，可是你对大脑这个人体最重要的器官做了些什么呢？

大脑不能抵抗的诱惑

你带着从远古穿越而来的大脑感受新鲜刺激的世界，因为这是你喜欢的。当然新鲜刺激也是它喜欢的，不过这对它来说有些应接不暇。

在丛林中动植物都懂得保护自己，将自己伪装起来，尽量不被发现。

因此大脑对于外界信息特别敏锐，一有风吹草动就会立刻引起它的注意。

然而现代社会却不同，几乎所有工业产品设计出来就是为了吸引人注意的，尤其是那些可以同时调动起人类视觉、听觉的变换动态刺激更是如此。你有没有过打开电视眼睛却盯着旁边的白墙？这简直是对意志力的挑战！研究发现，互联网这种多媒体在很大程度上分散了人们的注意力，平均每分钟人们的注意力会切换 7 次。过多的刺激加重了大脑认知资源的负荷，让大脑一直处在一个无法平静的情境之中。

这也就是下雨天开锁公司的生意格外好的原因。

大脑不能适应的"宅"生活

从前大脑一直过着颠沛流离的生活，是它驾驭着人类祖先在动物界中并不强壮的身体走出非洲，走遍世界的每一个角落。为了生存，人类每天平均大约要行走 20 千米。甚至有学者认为人类之所以有比其他动物更聪明的大脑，就是因为人类在运动、行走中不断地解决问题。

人类虽不健壮，跑得也不够快，但人类可以称得上是最有耐力的动物，可以不停地奔跑，要知道，有学说认为人类曾经是靠不停奔跑使猎物精疲力竭而获得食物的。

运动对大脑的好处非常明显，它使得更多新鲜血液携带着大量氧气

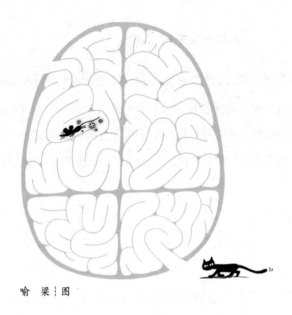

喻　梁｜图

通过大脑，给大脑丰富的滋养。同时运动可以刺激脑源性神经营养因子，促进大脑神经元的生长。

所以现在你知道"宅"人的生活意味着什么了吧，脑细胞会因为"幽闭恐惧症"郁闷地消沉下去吗？

大脑不能应对的多任务

再审视一下我们的工作状态：一边做着报表，一边听着音乐，不时刷一下微博，间或被提醒收到新的邮件……你可能觉得同时处理几个任务效率高，却苦了你的大脑，因为它从来不能同时处理这些意识层面上的任务，必须在这些任务之间一项一项地切换。这就好比一个人同时接听几个电话，看似他同时拿着几个电话，但事情还得一个一个地说。

和第一个人说完，再和第二个人说，回到第一个人时还要想想刚才跟他说到哪了。大脑也一样，在几个任务之间切换是对大脑短时记忆的考验。

当你开始做报表时，血液迅速涌向大脑的前额叶皮层前壁，于是大脑的执行网络被激活，你开始进入写报表的状态。这时系统提示你收到了一封客户的邮件，这时大脑需要脱离写报表模式，唤起邮件模式，提示大脑将注意力转向邮件，并调动与邮件相关的记忆。当你回复完邮件，重新将注意力转回报表时，以上过程还要再重复一遍。

你现在知道为什么总是问自己："咦，我刚才做到哪了？"

大脑不能承受的压力

当我们面临危险时，大脑会处于一个特别的状态——应激状态，这时候肾上腺素会大量分泌，吹响身体各个器官的集结号，准备应战。

潜力就这样被调动起来了，这时的人可能完成一些平时无法完成的任务，司马光就是在此情境下急中生智砸的缸。但人不能总是处于应激状态，一鼓作气，再而衰，三而竭。刚开始压力还是动力，到后来压力就是煮死青蛙的温水，这个比喻不科学，应该说"压力是杀死海马的皮质醇"。压力使得肾上腺分泌皮质醇，而皮质醇过高则可以杀死大脑中对学习和记忆起到关键作用的海马。

大脑不能缺乏的睡眠

如缺乏睡眠，大脑就像进入了血汗工厂——不但生活不好、工作环境恶劣，还超时加班。睡觉绝不是无故旷工、浪费时间。实际上在你睡觉的时候大脑一点也没有休息，而是在紧张地整理你这一天所摄入的信息。如果你坚持5天不睡觉，很可能出现老年痴呆的症状，并且伴随严重的判断力缺失、幻想。大量研究证实，缺乏睡眠的人语言能力、创造力和制订计划的能力都会降低，这很可能与缺乏睡眠后大脑前额叶皮层活动降低有关。

缺乏睡眠不仅影响大脑认知功能，更会对人体免疫力产生严重打击，因此缺乏睡眠者被一些人认为是可能会"过劳死"的高危人群。

"今日事今日毕"并不是个好习惯，把问题留到明天解决也许会得到更好的答案，这一点元素周期表的发明者门捷列夫一定同意。

大脑不喜欢高热量的饮食

来自美国农业部人类营养研究中心和南卡罗来纳大学的专业人员认为，饮食对于大脑衰老和神经退行性疾病是有影响的。饮食中注意减少热量的摄入，多吃水果、干果、蔬菜、鱼肉和鸡肉，可以降低与年龄相关的认知下降和神经退行性疾病发展的风险。所以，爱吃油炸食品等高热量食品的人还是注意节制吧。

想让大脑创造更大价值就得了解并尊重它的生活方式，这个问题在发达国家似乎受到了更多科学家和普通人的关注，而在中国却很少有人重视。

在你每天投入大量时间和金钱保养皮肤的时候，是否想过关爱一下大脑——这个人体最重要的器官。

聪明的秘密

［美］Eric Jensen

杜争鸣　钱婷婷　译

究竟是什么因素导致大脑发生变化？下面是美国科学家将现在成长发育期的孩子与 50 年前的情况进行对比之后的发现。

面对屏幕的时间增加

现在的孩子更长时间地坐在屏幕前上网、打游戏，或者是看电视。

这是否会给孩子的视力、学习等方面带来负面影响呢？

有人认为这种情况会导致话语交流缺失、社交能力恶化，还可能导致注意力不能长时间集中，这将会给大脑带来长远的影响。许多中学生采用网上课堂的学习方式，有别于传统的课堂听讲、户外活动和实践作业，这种学习方式可能会潜移默化地影响大脑。

那么，网上授课和实地的课堂教学有何区别？对人的神经系统又有何影响呢？孩子们面临的情况是什么？他们又将错过什么？我们仅仅知道存在变化，至于这种变化有无害处，我们还不甚了解。

家庭的差异

对目前一代人的调查结果显示，直至学前还被送去托儿所照看的孩子，占很大比例。那么，三个月、半岁或者两三岁之后就把孩子送到托儿所，会对他们造成什么影响呢？很显然，这是在环境因素方面与前几代人相比存在的变化。

早期的证据引自美国少年儿童研究所和人类发展研究会。调查结果表明，在托儿所条件优越、孩子待在同一场所的时间减少或者家长充分关爱的情况下，孩子会具有更好的认知和情感机制的发展。研究还表明，托儿所的看护对孩子的影响是有差异的，这一点在照看得很好和照看得很不好的例子中反映得尤其明显。

我们知道，在孩子的成长发育阶段，大脑是极其敏感的。证据显示，一个孩子在日托所待的时间越长，他的行为就越容易出现问题。

生活的优越

与以往的任何一代人相比，现代人的大脑在这一点上所受的影响都更大。我们已经为孩子们做好了太多的事，这使得孩子很少能体会到满足感，他们耐心不足，不适应简单的生活方式。

拥有更多并不总是好事，为此终归是要付出代价的。这将会给大脑造成长远的影响。

对于增强人的满足感功能的大脑前叶来说，一方面源于自身的发育，另一方面则是后天通过阅历的增长而习得并加强的。在急剧变化的现代社会，孩子不经过舒缓的棋类游戏、猜谜、阅读以及其他培养耐性的锻炼，如何才能获得此种能力呢？

饮食的变化

现在的孩子接受母乳喂养的越来越少，人工喂养的比例呈上升趋势。这可能会影响孩子的免疫系统。孩子们吃的东西尽是些方便快捷但富含添加剂、没有营养的垃圾食品。这也会对其大脑造成长远的影响。

压力的增大

很多人都认为现在的孩子成长的环境压力更大，节奏更快，几乎不给人喘息的机会。这就意味着空闲和娱乐的机会更少了，可能会给大脑带来长远的影响。人体对压力的反射系统可能会失调，而为压力所迫，人会变得消极。孩子将成为社会上压力疾患比例最大的人群。

家庭的缩小

现在的孩子和父母待在一起的时间更少了，没有兄弟姐妹的陪伴，只有更大面积的房子。孩子们有了自己的房间，不再和兄弟姐妹共处一室，这可能在社交和行为举止方面对大脑造成长远的影响。

产前的毒物侵蚀

现在的孩子更可能在出生之前就受到药物的侵蚀，出生后受吸烟人群毒害的概率也更高，而且出现了更多种类的药物，母亲的压力也比以往更大了。所有这些因素都可能会对人脑造成长远的影响。

操场上玩耍的时间减少

孩子们在操场上玩诸如滑梯、跳绳、单杠、旋转木马、跷跷板和攀缘架的兴趣消减了，这将减少他们在儿童时期锻炼自己转、摇、扭、滚动等能力的机会，而这些活动有益于孩子感觉系统的发育。

更多有毒物质的威胁

地球被污染得越来越严重，人类受铅、烟雾、螨虫、霉菌等的威胁也越来越大，其中各项威胁的损害都显而易见。近期调查数据显示，美国每年仅因过敏反应耽误上学的人数就高达150万。这将影响学业，并可能对大脑造成长远的影响。

同时，给孩子接种疫苗也存在问题。当然许多疫苗完全有益于人体的健康，然而，直至今日仍在使用水银或者抗菌消毒液作为疫苗的防腐剂，这可能会削弱人体的免疫能力。

暴力的影响

现在的孩子更多地接触到暴力，粗俗、猥亵的语言以及总体上对高尚的社会人文的不尊重，这将给人脑带来长远的影响，表现在对压力的反射失常，更容易导致人变得无礼，甚至暴躁。

以上所列举的外在因素将对人脑造成危害。其中有没有哪一项会给大脑带来持续性的改变呢？事实上，每种因素都有造成持续改变的潜在可能性。当然，当多种因素综合在一起的时候，影响是最大的。

如果出现以上所列的五六个因素，甚至更多因素交织在一块，那可能会产生严重的间歇性或者持续性的影响。如果有所恶化，其中任何一个因素也都有可能导致各种问题的出现。所以，大脑的改变绝大部分都不大可能是有利的。

血型中的科学

刘 英

一般人对于血型的认识大概仅限于输血时的选择，也有许多人会探讨血型对人个性上的影响。其实，不同血型的人会有不同的生理特质，其适合的生活方式与容易罹患的疾病也不同。

演变进化的血型人类学

O 型血是人类最古老的一种血型，在 10 万年前，地球上大部分地区只有 O 型血的人群，他们以狩猎和采集食物为生，其特点是对高蛋白食物非常适应，但对谷物吸收极差。因此 O 型血人的体质与原始人比较接近。

随着人类的生活方式由渔猎逐渐转变为农业，才开始演化出 A 型血，这类人适合以蔬菜为主的食物，某些植物蛋白质，如大豆蛋白质对他们来说是最佳健康食品，常食可减少心血管病和癌症发病率。B 型血在人类学上出现比 A 型血更晚，最早的 B 型血者是游牧民族，因而对肉类和乳类食品相当适应，但对这类人来说，鸡肉、玉米、番茄、大部分坚果和种、籽类食物却不是健康食品。因此 A 型血和 B 型血是比较近代才出现的血型，体质接近农业时代。

AB 型血是在经过各部族的融合之后才出现的，是最晚出现也是最稀少的血型，在总人口中所占比例不到 5%。这类人拥有部分 A 型血和部分 B 型血的特征，既复杂又多变。他们既适应动物蛋白，也适应植物蛋白。AB 型血是最现代的体质，先天的免疫机能较能适应多变环境。

不同血型的生理差异

不同血型的形成是因为血液红细胞表面带有不同的抗原，O 型血不带抗原，A 型血和 B 型血分别带有 A 和 B 抗原，AB 型血则同时带有 A 和 B 两种抗原。血型不同，细胞表面的构造也就不同，也因此造成生理特质的差异。

早期研究者提出这些不同血型间的生理差异时，很多医生并不以为然，但是许多研究开始揭露血型特质对疾病罹患概率的影响，幽门螺旋杆菌就是其中的例子。幽门螺旋杆菌是造成消化性溃疡的原因之一，然而在接近赤道的非洲地区，虽然幽门螺旋杆菌的分布很广，但是当地消化性溃疡的发生率却很低。这由于幽门螺旋杆菌比较容易黏附在 O 型血的人的肠道内，而这个地区，O 型血的人却非常罕见，因此，幽门螺旋杆菌比较没有机会在当地人的肠道上繁殖而造成溃疡。

血型学说与病患特征

与其他血型的人比起来，O 型血人比较容易罹患消化性溃疡。同样的，也因为容易被耶尔森氏菌所感染，所以罹患肝脾假性结核和小肠结肠炎的概率也比其他血型的人高。同时，O 型血人对蔬菜和花类食物容易敏感，最好不要摄取过量，否则会有食物过敏、关节炎等等问题。因此，平时应该多吃鱼、肉类（高蛋白质、低碳水化合物的食物），多做稍激烈的有氧运动，例如快走、有氧体操等等。

A 型血的人体质较接近农业时代的人类，对压力的反应较敏感，也比较容易罹患胃癌、酒精中毒和心脏病，因此经常饮酒者须特别留意，另外，也容易感染肺炎。A 型血人平时应多吃蔬菜水果（高纤维、低脂肪的食物），多做和缓的运动，例如瑜伽、打高尔夫球等等，尽量纾解压力。

B 型血的人也容易罹患心脏病，经常饮酒者更是高危险人群，B 型血的人也容易受单孢菌属的感染而罹患尿道炎。B 型血的人平时可以尽量多变化饮食内容，尝试各种不同类型的食物，并且多做中等程度的运动，例如游泳和散步等。

AB 型血因为同时具有 A 型血与 B 型血的特性，因此容易罹患心脏病、癌症、酒精中毒、肺炎与尿道炎等等。虽然如此，AB 型血人的免疫功能以及对环境的适应力仍是四种血型中最好的。

平时的饮食内容较不需要限制，但应以素食为主。并且常作帮助舒缓身心紧张的运动，例如瑜伽、伸展体操、静坐等等。

血型学说与饮食

血型不同，体质也不同，对食物的消化能力也大不相同。因此了解不同血型的消化能力，我们就可以避免食用不能消化的食品，补充必要的食物。

O 型血的人，其消化器官的消化能力很强，拥有对食物过剩做出反应的免疫系统。这类血型的人饮食中最不可缺少的是动物性蛋白质，也就是肉类及鱼类等。O 型血的人可以放心大胆地多吃肉，但所吃的不应该是肥肉，最好是瘦肉，食用饲料中没有使用化学物质的牛羊肉和鸟肉等比较合适。推荐 O 型血的人吃肉食是由于他们的胃酸多，对肉食容易消化，容易代谢。至于鱼类，可以多多食用鳕鱼、鲱鱼和青花鱼等油多的鱼。O 型血的人应少食用谷物类和面包类的食品，因为谷物类食品和面包中所含的外源凝集素会妨碍 O 型血人的代谢，使人肥胖起来。

与 O 型血的人相比，A 型血的人消化器官要弱得多。对于这类血型的人来说，如果想要减肥或增加健康，那么食物应以蔬菜为主，其中最合适的是大豆等豆类食品，绝对不能缺少的是豆腐。特别是如果想减肥，那么最好以植物性蛋白质来进行补充。最好是少吃肉类食品。这样，体重自然就会减下来。除了肉类食品外，最好避免食用的还有奶油及各种奶酪、冰淇淋、牛奶等以纯乳为原料制作的食品。如果要吃，可以少量吃些酸奶以及乳酒、无脂肪的酸奶油等发酵乳制品。特别是对于 A 型血中患有过敏症及呼吸器官疾患的人来说更应如此。

与 A 型血和 O 型血的人相比，B 型血的人体内较容易取得平衡，拥有较强的免疫系统。这种血型的人基本上属于身体强壮的那一类，对心脏病及癌症等众多现代疾病具有抵抗能力。在吃的方面可以说是最受上天恩宠的一类血型，无论是动物类还是植物类，几乎什么东西都能吃。

首先说肉类方面，最好吃脂肪少的瘦肉。鱼类方面，鳕鱼和鲑鱼等油多的鱼最适合 B 型血的人。乳制品也可以吃，据说只有 B 型血的人几乎所有乳制品都能吃。但对于 B 型血的人来说，导致肥胖的元凶是土豆、荞麦、花生、胡麻以及小麦等食品。这些东西会导致 B 型血的人代谢效率降低，会使所吃食物以脂肪的形式储存起来。虾、蟹和鸡肉等也含有对 B 型血的人有害的外源凝集素，所以应该少吃。

AB 型血是 A 型血与 B 型血的混合型血，对于饮食生活及环境的变化能够随机应变。但是，由于其消化器官比较弱，基本上 A 型血和 B 型血人不宜的食品，AB 型血的人也不宜食用，不过也有例外。首先是肉类，一定要摄取肉类蛋白质，但是要少。理想的是小羊羔和母羊的肉。牛肉不太好，鸡肉就更不好。对 AB 型血的人来说，最适合的蛋白质是鱼贝类蛋白质。此外鸡蛋也不错。对于家庭成员中有乳腺癌患者的 AB 型血的女性来说，蜗牛是特别好的食品。

对于 AB 型血的人来说，食用乳制品的注意事项与 A 型血的人一样。

以豆腐为主的饮食生活最适合 AB 型血的人。如果希望减肥，食用少量肉类，但一定要吃蔬菜。土豆、荞麦、胡麻和小麦是肥胖的"罪魁祸首"，应少食用。

血型人类学从生理学角度阐述不同血型的人所具有的不同特征，它与"血型性格"之类的东西不同，不是伪科学，而具有一定科学价值。

人体内的战争

张润民

　　世界上无论国家大小，都有一支较强的武装部队，兵种有海、陆、空、通讯等，用来保卫国家政权和人民生命财产的安全。人体也像一个国家，体内有一支强有力的"国防部队"来保卫人的生命。在人的一生中，体内常常发生无数次"战斗"，这些战争发生在人体免疫系统与入侵人体的细菌或病毒之间，只是你看不见听不到而已。

　　自然界中，能使人致病的因素很多，能致病的细菌、病毒就有近百种，这些入侵者从人的皮肤、呼吸道等进入人体进行繁殖，兴风作浪。人体为了抵御这些万恶的"侵略者"，就不能没有一支坚强"部队"来保卫自身的安全。尽管如此，人体还经常打败仗，如历史上有记载的鼠疫、霍乱、伤寒、天花、白喉、肺结核、艾滋病等疾病的大流行，就夺走了上千万人的生命。

　　由于细菌、病毒微小，人们肉眼看不见，直到 17 世纪列文虎克发明了显微镜，才揭开细菌的秘密；19 世纪初，魏尔啸借助光学显微镜发现了病毒的秘密。他创立了细胞病理学，向人类揭开人体生理病理的面纱，才知道人类体内有这支"国防军"——白细胞"兵团"。

　　当某种细菌入侵人体，人体内的信号队伍马上播发出紧急警报，并且告诉"细胞兵团"，敌人在何处，兵力有多少，同时立即扫清细胞部队前进道路上的障碍，并派出"部队"包围"侵略者"，个个细胞严防死守，不让它们逃跑突围，等"大部队"一到，一场恶战就开始了。

　　人体内的信号"队伍"是怎样如此灵敏地知道敌人的入侵呢？ 18 世纪中叶，俄国生理学家梅契尼科夫第一次研究了这个问题。他把一根玫瑰刺扎进自己的肌肉中，几小时后在显微镜下观察，见到形形色色的细胞已把这根刺围得水泄不通。于是梅契尼科夫推测：这些细胞是被某种反映而召唤来的。

　　20 世纪 60 年代，澳大利亚生物学家博伊登继续研究"信号部队"报警之谜。他设计了一种盒子，并用一种渗透材料将它分成两个格子，在第一格里倒进含有白细胞的溶液，第二格里倒进含有外来物和对抗这种物体的血清。几小时后，他发现大量白细胞通过渗透材料云集到第二格里去了。

　　1967 年，美国免疫学家斯奈德曼对这个问题进行了深入的研究。他发现在血清中，细菌的细胞壁与血浆接触时会产生一种化学物质——补体分子。他将补体分子注入实验动物的皮肉，几小时后，注射部位的周围便集结了许多白细胞。

　　人体内"信号部队"的识别能力，比计算机的图像识别要高明得多。

它们不仅能发现"敌人",发出"警报",还会产生化学反应,使"战区"周围的血液流动放慢,血管壁的微孔加大。以便细胞"部队"容易进入"战斗阵地","信号部队"制造的化学信号,能指示细胞"部队"到达阵地,不至于迷失路途,延误战机。

当体内的细胞"部队"接到集合通知后,第一个出战的是嗜中性白细胞组成的细胞部队,它听从淋巴细胞指挥,用化学反应激活每个成员,开始吞噬入侵的细胞,放出有力的消化酶和特殊的氧分子,把他们迅速消灭掉。但自己也会受到一些伤亡。

接着是巨噬细胞"部队",它像现代化部队一样,装备精良,它围剿那些未被嗜中性白细胞所吞噬的敌人,一个个彻底消灭。

经过一番天翻地覆的战斗,细胞"部队"终于战胜了"入侵者",战场上留下一些阵亡的嗜中性白细胞残体和死亡组织。巨噬细胞打扫战场后,又临时集结"填充部队",这样"战争"的创伤逐渐得到恢复。

癌细胞是人体细胞部队的"叛徒"。因此,细胞部队不仅要抵抗外敌,而且要消灭内乱。一旦发现细胞癌变,就毫不留情地消灭;消灭不了,就集中兵力,将它团团围住,不让其扩张。所以有些先期癌症,被白细胞包围后不要让它扩散,采用化疗效果好,也就是这个道理。

为什么癌细胞会扩散呢?因为某些癌细胞的分泌物像孙悟空撒出的"瞌睡虫"一样,是一种具有"障眼"功能的特殊物质,麻痹细胞部队,影响细胞"部队"的识别能力,偷偷跑到体内其他地方繁殖,这就是癌症的可怕之处。

人的体质好坏,与人体细胞内嗜中性白细胞、巨噬细胞和淋巴细胞组成的一个免疫系统有直接关系。某些病人体内的"信号部队"分不清敌我,把身体组织当作外来"敌人"而加以攻击,把外来援助的细胞也当作敌人，造成双方内战不休，体无宁日，类风湿关节炎、红斑狼疮等就是这样的自身免疫性疾病，也是医生较为棘手的疾病。

　　细胞大战是一种十分复杂的战斗。对于这种人体内的战争与机理至今还有许多谜。各国医学科学家正在不断地研究"新武器"，去助细胞"大军"一臂之力，以攻克更多的疑难杂症。

我们的身体为何有瑕疵

陈 冰

人体设计之高明，已经远远超出了人类文明已经达到的程度。在我们引以自豪的大脑皮质中，思维是通过神经网络来实现的。神经网络由大约六十亿个"神经元"组成，包含着数不清的连接。这些神经元排成六层，每层都有一百多万列；而每一列又有约一千个细胞。如此完美的设计，所产生的作用大于其各部分之总和，以致产生了"自我意识"。

单从性能上看，大脑能把生活中经历的点点滴滴编码记忆存储在细胞构成的存储器中。任何时候只要需要，就会在不到一秒的时间内检索出来！不仅如此，大脑在思考一件事情的同时，还在"同时"处理着许多其他事情。我们可以一心两用，边看电视边听音乐。

然而人体里虽有数千个令人感叹的精美之品，但同时也存在一些类似铁皮加铆钉的粗疏之作，有些甚至看起来是不可饶恕的！

近视，让至少有 1/4 的人饱受其苦，而摆脱不了眼镜这个累赘，除非大着胆子去动手术。像眼睛这样高档的摄像机造物主都设计出来了，却为何不能再配备一只小巧的生物眼镜以便我们需要时，在眼睛中自动地"架上"？

庞大而复杂的血管网络系统能够将养分精确地输送到全身 10 万亿个细胞中的每一个细胞，却会忘记清扫沉积在动脉壁上的胆固醇，结果使血流不畅，引发心肌梗死等诸多疾病。

难道这就是事情的本来面目？大自然这样的旷世大师不可能留下如此多的败笔。这些看似不合理的有缺陷的设计，一定会有一个合理的解释。

为什么断掉的手指不能再生，而只能愈合呢？

这有两个可能的原因：第一，自然选择无法精确地将极少数几个拥有断指再生能力的原始人选择出来。一个拥有 10 根手指和一个拥有 9 根手指的原始人，在各方面都差别不大。换句话说，在自然选择面前，一个拥有 10 根手指和一个拥有 9 根手指的原始人的生存机会是相等的。这就使得断指再生能力的基因，很难被选择出来，因此也就无法被保存下来。第二，如若具备这种断指再生能力，那可能要付出很高的代价。再生能力不可避免地要涉及细胞的分裂，而允许细胞分裂将会增加得癌症的风险。精确地控制细胞分裂的难度极高。一旦控制出现了差错，某个细胞的分裂在该停止的时候没有停止，而是继续生长，就会发展成肿瘤。权衡利弊，自然选择淘汰了这种过度的尽管是有用的再生能力。

当自然选择不可能在各方面都照顾周全时，它就会权衡利弊最终选择一个折中方案。这是一个高度优化的折中方案。认识到了这一点，很多看似不能解释的事情就能有一个满意的答案。为什么我们的骨骼是空心的，而空心的骨骼更易被折断？原因是实心的骨骼会更沉重，使行动更迟缓。这对以狩猎为生的原始人是致命的。他将无法逃脱猛兽追逐，也无法追上自己要捕获的佳肴。且实心骨骼将使体重增加，进而需要消耗更多的食物。这对时刻处于食物短缺危机之中的原始人是不利的。

胃酸对于我们消化食物而言，看起来是过于酸了。减低胃酸不仅不会影响消化，还会减少胃溃疡的发生。胃酸不仅用于消化食物，还用于杀灭细菌和病毒。在卫生条件得不到保证的石器时代，更彻底地杀灭细菌和病毒是至关重要的。推想一下，以腐肉为三餐的秃鹫，其胃酸甚至能够溶化铁钉，那么这个问题也就不难理解了。

自然选择也绝不会对身体的某个部位设计超标，因为那样做是不值得的。"过度"设计不仅不会发生且要努力避免。因为"过度"的设计总是伴随着高成本。如果人类某个个体变异而出现了"超标"，那么这些"超标"设计的变异，也会在一段时间后被自然选择所剔除，因为把身体的某个部分设计得比其他部分更耐用并无意义。当整个生物个体死亡时，那些还完好无损的部分也将随之变得毫无价值。

人类的进化也始终遭受着病菌的侵袭。我们与病原微生物之间的战争已经持续了数百万年。在付出了惨痛代价之后，天花、脊髓灰质炎等病原体已消失无踪。但仍还有些古老的病毒，例如流感病毒，通过不断地变异始终能给我们以伤害。病毒的优势是能快速地变异。五千年的中华文明只不过进化了两百代；而病毒一周就可以进化两百代。

这使得我们与病原微生物之间的竞争变得非常不公平。由于我们不能进化得足够快，以致人永远无法逃脱病毒的追杀。

此外，由于缺乏精确的控制机制，一些病毒在繁殖时还会经常出现各种差错，而这些错误在对付人类时，却变成了优势——人的免疫系统可能无法识别这些有缺陷的病毒。

好在我们的优势,是有一个庞大的"化学武器兵工厂"。这家名为"免疫系统"的"兵工厂",是一家有着数百万年历史的"老字号"。它从远古时期就一直不间歇地与各种病原微生物作战。它已经开发出数量众多的"武器系统",刚好勉强能够抵消病原微生物巨大的进化优势。

由于环境的不断变化,人体与环境的适应总处在时间差的滞后段上。在还没有给自然选择以足够多的充裕时间准备时,空调、空气污染、各种电磁辐射、油腻的食物蜂拥而至,那么许多现代病的发生就不可避免了。

回望已经流逝的数百万年的时间,自然选择不屈不挠地对人体不间断地小修小补。所有能够完美的地方都完美了,所有必须妥协的地方都做出了最小的让步。强大的免疫系统让我们免受外来病原体的侵害,但也会带来患风湿性关节炎的风险。为了保证必要的组织自我修复的能力,我们甚至付出了可能会启动癌症的代价,但所有这些就是最佳的解决方案了。明白了这些,我们就可以从容地面对明天,期待下一个微小却立竿见影的进化!

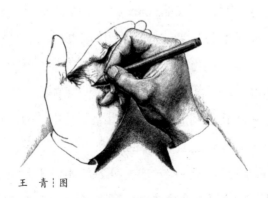

王　青　图

谁偷走了我们的免疫力

张冉燃

疫情对身体素质的大考，让一样人人皆有的武器备受瞩目——那就是免疫力。

种种证据表明，免疫力较低的中老年人在这次疫情中更容易"中招"，发展为危重症的速度也更快。

复旦大学附属华山医院感染科主任张文宏曾言："每天都有人问我这个药有没有效，那个药有没有效，其实最有效的就是我们自身的免疫力。"

免疫力是人体自身的防御机制，是人体识别和消灭外来侵入的任何异物（病毒、细菌等），并处理衰老、损伤、死亡、变性的自身细胞，以及识别、处理体内突变细胞和病毒感染细胞的能力。

人体免疫力与遗传因素有关，但情绪、睡眠、饮食、运动等也会影响免疫系统功能。免疫力无法短期内提高，从某种意义上讲，它就是每个人生活习惯的镜子。如果说生死面前，所有的事情都是小事，那么病毒面前，免疫力无异于你身上自带的盔甲。我们该如何爱惜这套盔甲、加固这道个体健康的防火墙呢？

永远积极，同时放松

2020 年 2 月 28 日，经过 20 多天治疗终于痊愈的"清流哥"，从方舱医院出舱，转至隔离点，并于 3 月 13 日回家。

这位因在病榻上捧读《政治秩序的起源：从前人类时代到法国大革命》而走红网络的年轻人，打破了国人对新冠肺炎患者的刻板印象——他没有愤怒、忧虑、崩溃，而是泰然自若、以"读"攻毒。

不少网友被他的良好心态感染，表示"看到他静静读书的样子，心里多了一份安宁"，也有网友认为"他看的不只是一本书，还是另一种生活状态"。

其实，不烦不乱、能正能静的心态就是一种坚不可摧的免疫力。

一方面，心理免疫力的强弱，与时代不无关联。经济社会的飞速发展让人们在物质上获得了前所未有的满足，但与此同时，巨大的外在压力和诱惑，也在刺激人们的欲望，制造人们内心的冲突。

风靡全球的"生活事件压力量表"显示，不仅离婚、分居、亲人去世这样的"坏事"会给人带来压力，结婚、假期这样的"好事"也会给人造成压力。再加上就业、住房、养老等一口口"高压锅"，人们在精神上难免陷入前所未有的困境。置身于时代和社会的滚滚洪流，生活、学习、事业、情感等压力无法避免，烦也不行，乱亦无用，只有面对它、接受它。

另一方面，不烦不乱、能正能静的心态来自接纳和处理压力的能力。

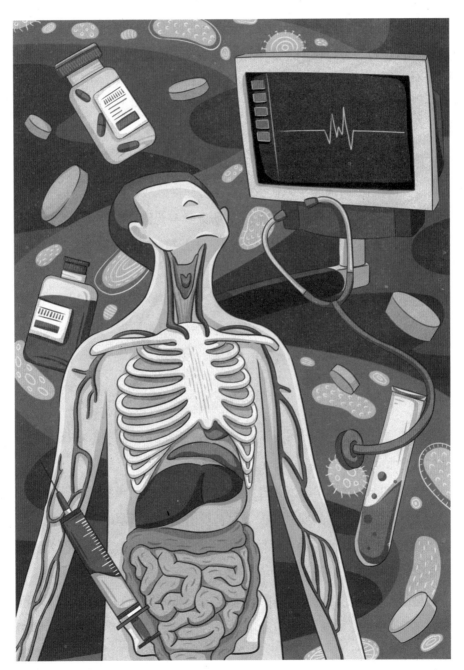

于沁玉 图

压力之下，人容易产生消极情绪，所以人们倾向于认为压力不仅有害而且可怕，应当想方设法消除。不过畅销书《自控力》的作者凯利·麦格尼格尔在 TED 演讲中说："研究人员花了 8 年时间追踪 18.2 万个死亡案例，发现美国人过早离世的原因并不是压力本身，而是认为压力有害的这个想法。"

她的研究显示，压力本身并不是敌人，如何看待压力才至关重要。比如，如果把压力视作身体在帮助人准备迎接挑战，身体就会信任这一判断，相应的压力反应就会更健康。"所以我身为健康心理学家的目标也改变了，不再想要帮人们摆脱压力，而是让人们更善于处理它。"凯利·麦格尼格尔说。

这意味着，在面对压力、接受压力之后，调整个体对待压力的态度，处理压力，进而放下压力，对外界有接纳，对自己有要求，把压力当助力，就可能与压力和睦相处，增进情绪与心理的免疫力。

好睡让血液干净

疫情紧急之时，有人深夜不眠，不断刷新网页，不肯遗漏任何动态。他们的睡眠防线似乎被新冠病毒攻破了。

脆弱的睡眠并不单单发生在疫情时期。事实上，当我们体验着科技进步、社会发展带来的便利和先进时，日出而作、日落而息的顺天应时的生活已跟我们渐行渐远。某种意义上讲，睡眠的缺失就是我们为现代生活付出的代价。

马修·沃克在《意识、睡眠与大脑》一书中写道："100 年前，美国只有不到 2% 的人每晚睡眠时间不足 6 小时。现在，几乎有 30% 的美国成年人是这样。"

中国人的睡眠也不容乐观。《2019 国民健康洞察报告》(下称《报告》)显示，公众对睡眠重要性的打分高达 9.5 分（满分 10 分），但对自己的睡眠满意度只有 6.7 分。其中，年轻人的满意度低于老年人的。

满意度低，是因为不少人都有自己的睡眠烦恼，虽然这些烦恼可能并不相同。

有的人苦于没空睡。快节奏的生活压缩了人们的休息时间——晚上九十点钟才能到家，让睡一个好觉变得有些奢侈。

有的人贪玩不想睡。在他们看来，睡觉是很重要，但睡前这段不属于工作、不属于家庭，只属于自己的时间更为重要。在这个时间段里，公众号要读、抖音要看、游戏要打、影视剧要追、微博要刷……睡前时间总是"余额不足"，以至迟迟舍不得关机闭眼。

有的人发愁睡不着、睡不好。他们明明很困，但翻来覆去就是难以入睡，或者睡眠时间不够长，或者无法一觉睡到天亮，容易在夜间醒来，等等。中国睡眠研究会 2016 年公布的睡眠调查结果显示，中国成年人失眠发生率高达 38.2%，超过 3 亿中国人有睡眠障碍，且这个数据仍在逐年攀升。

睡不好，身体就会很受伤——整日疲惫、注意力不集中、工作效率低下、情绪不稳定，等等。

2019 年 11 月，波士顿大学科学家首次拍下大脑在睡着后的自我"洗脑"过程：血液周期性流出大脑——脑脊液趁机涌入——清除毒素（包括可致阿尔茨海默病的 β - 淀粉样蛋白），并且这种"清洗"活动只在睡觉时才能实现。该研究还证实，大脑衰老与睡眠期的脑波活动有关。

是的，就像机器用一段时间需要检修一样，睡眠就是人体免疫系统的"系统维护"时间，如果总是贪黑、熬夜，大脑里的"垃圾"就会堆积。

不要指望在周末睡个懒觉就能偿还一周内欠下的睡眠债——《意识、睡眠与大脑》明确指出：睡眠不同于信用卡，被剥夺的睡眠无法补偿。

吃出免疫力

疫情期间，不少人的厨艺突飞猛进，一个个微信朋友圈餐饮大厨、烘焙大师横空出世。

在微博这样的公共舆论空间，有关"吃"的话题也是独领风骚。"吃"之炙手可热，一方面让人欣慰于美味和烟火气；另一方面，"吃"里的健康问题也耐人寻味。尼尔森社媒研究显示，网友们讨论疫情结束后最想吃什么时，火锅、奶茶、炸鸡、蛋糕、烤肉这些高热量和高糖分食品高居榜单前五位。

在情绪的压力下，高热量、高糖分食物打败医生、营养学家苦口婆心推荐的清淡饮食其实不难理解。研究显示，在应对压力时，人体会分泌更多皮质醇。作为一种糖皮质激素，皮质醇是人体的一种应激激素，或者叫压力激素，当人体处于压力、害怕、恐惧、焦虑等状态时，身体就需要皮质醇帮助释放氨基酸、葡萄糖和脂肪酸，给身体充当能量，维持正常的生理机能。

不过皮质醇让人爱恨交加。如果皮质醇水平长期偏高，它的负面效应就会显现，带来血糖升高、食欲增加、体重上升等问题。换言之，当人面对压力时，在皮质醇的作用下，炸鸡酥脆的外壳就会格外诱人，甜香绵软的蛋糕变得让人难以拒绝，而少油、少糖、少盐、不辛辣的清淡饮食则不会让人那么愉悦。

更沉重的是，高热量、高糖分食品并不只在疫情期间才攻陷我们的餐桌，外卖族、甜食党、宵夜派的规模在平常日子里就很可观。以外卖为例，尽管高油、高盐、高糖炮制下的重口味是餐饮外卖人人皆知的秘密，但把饮食托付给外卖的人仍然随处可见。《2018—2019 中国在线外卖行业研究报告》显示，2018 年中国外卖用户高达 3.58 亿人，每天大约有 5700 万份外卖被顾客吃下肚子。

此种饮食方式问题多多。2019 年 4 月，《柳叶刀》发布全球饮食领域首个大规模重磅研究——195 个国家和地区的饮食结构造成的死亡率和疾病负担。这项统计时间跨度近 30 年的大型研究发现：全球近 20% 的死亡案例是饮食问题导致的。中国因为饮食结构而导致的心血管疾病死亡率、癌症死亡率，位居世界人口前 20 大国中的第一名。

不得不说，国人在吃这件事上，吃出了文化、吃出了创意、吃出了心情、吃出了机会，但距离吃得健康、吃得营养、吃出免疫力，仍然道阻且长。以饮食上最该讲究的"节制"二字为例，"若要百病不生，常带饥饿三分"等养生谚语虽广为流传，但暴饮暴食仍大有人在。

少吃的硬道理其实有一定科学依据。2020 年 2 月 28 日，中国科学院等研究团队在美国权威期刊《细胞》在线发表研究成果，称超过 1/2 的衰老细胞和 1/4 的衰老基因能被"七分饱"逆转。通俗点说，少吃能够减肥延寿。

这篇以 18~27 个月的大鼠（相当于人类的 50~70 岁）作为动物模型的论文显示，实验组（"七分饱"组）的大鼠对比对照组（吃喝随便组）的大鼠体重降了 1/3，血糖水平没有变化，而且实验组大鼠不管是中位寿命还是最长寿命，都要比对照组大鼠寿命更长。

虽然人类是否适用这一规律尚不明确，但"人到中年不得已"，《细胞》的提醒还是需要参考。

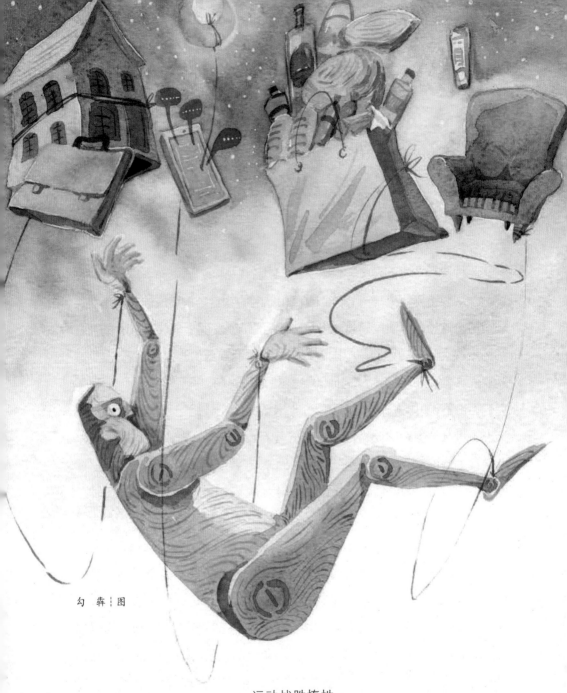

勾 犇 | 图

运动战胜惰性

疫情期间，很多人无法外出健走，也不能在健身房锻炼，只能宅在家中，郁闷着"床以外的地方都是远方"。

生命在于运动。大量循证医学数据表明，规律的体育活动能够预防和治疗高血压，预防结肠癌和冠心病，缓解心理压力。从这个角度讲，运动其实是缓解不适的良药，是抚慰疲惫生活的糖果。

医学研究已经证实，中度的有氧运动就能增强免疫力。有运动习惯的人，其感冒次数会比不运动的人少。即使感冒了，身体不适的时间也会比较短。

不过在运动这一点上，公众的重视程度和现状落差最大。前述《报告》指出，人们普遍认可运动对于健康的重要性，评分达 9.2 分，半数以上的人甚至认为运动的重要性为满分 10 分，但人们对自身运动状态的满意度只有 5.5 分，仅有不到 1/3 的人认为自己的运动现状及格。

不运动的理由当然各式各样。"没时间、伤膝盖、跑不动"都不失为自我安慰的好借口，不过很有可能，医生会在未来的某一天用"挺严重、还能治、费用高"来"恐吓"你。当你觉得因工作而累得没精神、没力气，很可能这恰恰是在提示你需要建立规律运动的习惯，对抗自己的惰性、战胜自己的"懒癌"。

如果说走到生命最后，是健康决定我们能否体面离场，那么健康，就是对我们坚持良好生活习惯、提升自身免疫力的犒赏。它既没有"跨越式"的捷径，也不是每餐沙拉、每天健身、每晚早睡、每日好心情的苦行，而是向着健康付出点点滴滴但又持之以恒的行为改变。

一个个身心健康的人，才能汇聚成一个健康的中国。愿健康成为我们民族画像的重要元素。

让汗水抵御疾病

许秀华

你对出汗了解多少

你知道人体最大的器官是哪一个吗？既不是肝脏，也不是肺脏，而是将我们从头到脚包裹得严丝合缝的皮肤。皮肤不仅是感觉器官、防御器官，同时也是排泄器官。由于每天有大量的代谢废物要通过皮肤排泄出去，故人们又亲切地将其称为"第三肾脏"。

我们每个人有几百万个汗腺，其数目抵得上一个大城市的人口。

在凉爽的环境中处于休息状态时，正常人每天平均可产生近1升汗液。

男人比女人更爱出汗，即便我们考虑到体表面积的差异，一个瘦小的男人仍然比一个又高又胖的女人出汗多。

绝大多数动物只能依靠呼气来散发热量，而人类可以靠着汗液的挥发调节体温，这也是我们与其他动物有别的一个特点。

出汗可使我们的皮肤保持湿润，同时出汗也是我们身体的一种防御机制。远古时期，在我们焦虑时躯体和手的出汗可以使我们避免被敌人抓住。

腋窝以及身体其他部位的散发着气味的汗液中含有信息素，可以向其他人传递微妙的信号。不过长期的进化已使我们丧失了接收和识别这种信号的能力。

手掌和脚心的汗腺对我们的祖先有着重要的生存意义，湿润的手掌和脚心在狩猎、作战或逃跑时可使我们的祖先占尽先机。

即便每个人都了解出汗对我们的重要性，相信也没有几个人会喜欢汗流浃背的感觉。尤其在人口密集的地方和公共场所，出汗，不仅给自己带来许多尴尬，也会给周围的人带来很多不便。

然而，你想过吗，出汗还能帮助我们抵御那些寄生在我们皮肤上的微生物呢。汗水也许正是我们的身体抵御病原体的第一道屏障！

汗液中的抗生素

天气炎热，皮肤又热又潮，我们的皮肤不正是细菌安家的理想乐土吗？然而，为什么我们的皮肤却没有相应地出现脓疱，或者炎症呢？

德国科学家从汗液里分离出一种具有广谱抗菌活性的蛋白质——抗菌肽，这种肽与任何一种已知的抗菌肽都不同源，它在汗腺卷曲部分的黏液细胞中产生，随同汗液一同分泌到皮肤的表面。研究发现汗腺中表达这种肽的基因始终处于活跃状态，这就意味着无论我们何时出汗，这种对待细菌的"枪手"都始终存在于我们的汗液中。

　　它有着极强的杀菌活性，能杀死皮肤表面的细菌，如大肠杆菌、金黄色葡萄球菌和白色念珠菌等等致病菌。不论我们的皮肤是否有破损，这种抗菌肽都会随着汗液的涓涓细流来到我们的体表，帮助我们控制那些长年累月寄生在我们皮肤上的细菌，维持皮肤上微妙的生态平衡。

　　正是由于有这种奇特的抗菌肽的存在，我们才不会一到夏天身上就布满脓疱。

　　因此，出汗是一种有着独特意义的健康活动，出汗意味着免疫系统的更新、毒素的排出和体温调节。古代，在对出汗的生物化学机理还不清楚的情况下，人们就已经认识到出汗对人体健康的重要性了。

　　各种文明、各个民族都独创了各种各样的发汗方法，如中药的发汗药、食用辛辣食物催汗以及西方的芬兰浴、土耳其浴等等。而一旦人体停止出汗，几个小时内人体就会由于体液中毒而死亡。

　　说到这里，这个夏天，你会一直躲在空调房里不出来，还是决定到酷热里走一走，出一出汗呢？那些身上脸上经常长小疱疱、小痘痘的朋友，是否可以想办法让自己多出一些汗呢？当我们看到被别人的汗水污染了的衣物、长椅、运动器械时，我们的心中是否可以多一些宽容和谅解呢？

免费的救命药

Andy Coghlan

卢晓菲　译

现在是早上9点，我在办公室——是时候开始我一天的服药了。

像往常一样，我溜到消防通道，开始我的治疗。20分钟之后，我又回到办公桌前，充满活力和热情地开始工作。

从45岁血压升高开始，我定期服用这种药已经快8年了。听说它可以帮助降低血压，改善血液循环。果然如此，高血压已经远离我很久了。

更奇妙的是，对这个星球上的每个人来说，这种药都是可以免费得到的，吃不吃，吃多少，都完全取决于你自己。正如现在的研究所揭示的，这种药你吃得越多，你就会变得越健康。

不运动的代价

最近有太多的研究表明，运动可以保护我们免于心脏病、中风、糖尿病、肥胖、癌症、老年痴呆症和抑郁症，甚至能增强记忆力，而且可能比任何一种单一疗法更好地预防早亡。在丹麦哥本哈根大学从事糖尿病研究的埃里克·里赫特说："这是一种神奇的药物，身体里也许没有一个器官不受它的影响。"

在进化过程中，我们的祖先追逐猎物，躲避捕食者。更近一点，他们在农场和工厂里劳作。但随着农业和工业劳动的减少，以及汽车等大量节省体力的设备的出现——最有害的是电视、电脑和电子游戏——我们都被困在了灾难性的静止不动里。

我们正在付出代价。2009 年，哥伦比亚南卡罗来纳大学的运动研究员史蒂文·布莱尔发表了一项针对超过 5 万名男性和女性的研究，表明心肺功能不好是早亡最主要的危险因素。在研究中发现，16% 的死亡是由心肺功能不好引起的，超过了肥胖、糖尿病、高胆固醇导致的死亡总和，也是吸烟导致的死亡的 2 倍。

当我们不好动的时候，那些曾经一度罕见的疾病死灰复燃了。根据英国糖尿病协会的一份报告显示：1935 年，当全球人口总数只有 20 亿出头的时候，估计 1500 万人患有 2 型糖尿病；到了 2010 年，全球人口总数是那时的 3 倍多，患糖尿病的人口大幅上升到 2.2 亿，预计 2025 年将增加至 3 亿人。类似地，2012 年早些时候发表在《美国医学会杂志》上的研究结果表明，超过 1/3 的美国成年人肥胖，儿童中的肥胖比例也达到了 17%。

惊人的发现

到目前为止，最为有力的证据来自印第安纳波利斯的美国运动医学学院开展的"运动即药物"项目。研究人员整理研究了过去 10 年间那些听从美国政府给出的运动建议的人们的健康状况。该建议倡议：

每周做 150 分钟的中等强度有氧运动，比如快走、舞蹈或者园艺，抑或是 75 分钟更为剧烈的运动，比如骑车、跑步或者游泳。

"运动即药物"项目的研究结果表明，按照这个建议来进行每周中等强度的锻炼可以减少 40% 由心脏病导致的早亡，效果跟服用他汀类药物大致相同。

来自中国台湾竹南的卫生研究部门的温启邦针对运动如何预防心血管疾病提出了一些见解："运动能够促进血液循环，清除血管壁上的脂肪沉积，扩张小血管，从而预防心脏病和中风。"2012 年 4 月，他发布了一项针对 43 万台湾成年人的研究结果，该研究表明运动能够使心脏病风险减少 30%~50%。

运动也能疏通血管，保持血管干净，帮助摧毁那些最危险的脂肪。

2012 年 2 月发布的一项研究揭示了运动可以改变血液中一种叫做甘油三酯的脂肪微粒的结构，让酶在它们堵塞血管前更容易将其破坏掉。

很多循环系统的风险来自这些脂肪微粒。

"运动即药物"项目最惊人的发现是：每周中等强度的运动量能够使患 2 型糖尿病的概率降低 58%，预防效果是广泛用于糖尿病的药物二甲双胍的 2 倍。

从抑制癌症到提升智力

此外，"运动即药物"项目的研究结果表明，遵照美国政府推荐的每周运动量，能够让女性罹患乳腺癌的风险减少一半，也能让患肠癌的风险降低大概60%。这跟每天服用低剂量的阿司匹林所产生的预防效果相当。

北卡罗来纳大学教堂山分校的劳伦·麦卡洛说："运动降低了体重，而体重是已知的更年期罹患乳腺癌的风险因素。"

她还认为，减少脂肪在体内囤积可以减少细胞暴露于循环激素、生长因子和炎症物质的风险。她说："这些物质都已经被证明会增加患乳腺癌的风险。"

另外一条线索来自西雅图弗莱德·哈钦森癌症研究中心的安妮·麦克蒂尔南，她是研究肠癌的。来自200名健康的志愿者的活检结果表明，跟运动者相比，不运动的人有更多结肠隐窝异常的迹象——结肠隐窝是结肠内壁的凹陷处，它是吸收水分和养分的。不运动的志愿者的隐窝里分裂细胞的数量增加，这些细胞还会爬到隐窝内壁高处，在那里它们有可能发展成癌前息肉。

另一个运动预防癌症的有力证据是，得克萨斯大学达拉斯西南医学中心的贝丝·莱文在其近期的一个研究中发现，运动刺激细胞寻求额外的能量来燃烧掉不需要的垃圾，包括那些可能引发癌症的错误的或者突变的DNA。此外，莱文发现脑细胞也有同样的机制，表明运动可能有助于预防痴呆和神经退行性疾病。

早在1999年，美国国家老年疾病研究院的亨利埃特·范·普拉格就发现，使用跑轮的老鼠海马体内长出了新的神经元，海马体是大脑里对记忆至关重要的部分。她说："它们每天跑步，跑了大概一个月之后，我们发现它们的神经元增加了一倍到两倍。"

十几年前，伊利诺伊大学厄巴纳－香槟分校的阿尔特·克莱默带领的团队通过对 120 个长跑者脑成像的研究，证明运动可以让海马体的体积增加大约 2%。用标准测试来衡量，运动能够提高他们的记忆力。

克莱默说："我们看到的体积增加能够弥补大概 2 年的正常老化引起的疾病。我们发现，即使最温和的运动量增加也能够将记忆力提高 15%~20%。"

运动带来的好处不仅局限于成年人。克莱默和他的同事们发现，青春期的孩子通过运动也能拥有更大的海马体。

绕着沙发散步

那么，运动如此有益，为什么人们不运动呢？布莱尔说："人们最常给出的借口是他们没有时间。"而根据 2008 年的一项研究，美国公民每天平均花大约 8 个小时看电视。

对于那些像我一样嫌去健身房麻烦的人，在家里或者办公室根据自己的时间和节奏都有很多运动可以选择。布莱尔援引了一项研究，研究人员让一半的电视迷每到电视广告时间就绕着他们家的沙发散步。

他说："这样一来他们每小时可以多燃烧 272 焦的热量，4 个小时就是 1080 焦。"像这样坚持一个星期，他们也能达到美国政府推荐的运动量。

布莱尔指出，体重超重的人即使不减肥也能从运动中获益良多。

他进行的其中一项研究表明，强壮而运动的胖子早亡的风险只有强壮而不运动的瘦子的一半。

《柳叶刀》杂志在 2012 年 7 月公布的一些数据支持了他的观点，除了戒烟之外，没有任何行为能像运动一样给人体健康带来那么多的好处。这项研究也解释了为什么不运动每年会导致全球 500 万人死亡，跟吸烟导致的死亡人数相当。

至于我，跑楼梯似乎有效果，尽管我并没有 8 年前的健康数据来对比确认我的进步。上个月的扫描和测试显示我的血压和骨密度正常，而且我身体的脂肪含量还比这个年龄的平均水平低 6%。此外，我身体的脂肪只有 20% 是那种在腹部器官周围的有害脂肪，而我的同龄人则有 30%。我的心脏健康，通过跑步机测试，好于平均水平，目前我也没有慢性疾病。现在，想象你得到了一种药丸能够有如此好的效果，你难道不打算吃吗？

脚是人的"第二心脏"

［日］石塚忠雄

郑美松　刘春发　译

忘记了步行的现代人

人类是动物的一种。不用脚也能走动的动物恐怕没有的吧，那庞大的大象也好，河马也好，都是用自己的脚用力踩着地面才能移动自己的身体。

属于哺乳类的一种，也是陆上动物的我们——人类的脚，原本就是为了走路而形成的。

因此，持续过着不走路的生活，它的功能就会衰退。但是随着各种各样的交通设施、交通工具的发展，现代人的生活变得非常方便。这是人类的智慧所创造的文化。但是作为动物的人类来说，逐步地被赶进不使用脚的生活里。

都市的工薪族们持续过着每天仅走几十步的生活。他们上下班换乘公交车，在车站换乘的时候利用自动扶梯，在公司则利用电梯。

此外，多媒体技术的发展，使在家办公得到迅速发展。20世纪70年代出差才能解决的事情，现在用传真和因特网就能够处理好。就说购物吧，现在邮购也普及了，只要打个电话坐在家里就能够购物，很少需要到处走动去寻找自己喜欢的东西。

还有，私家车的普及也是让我们远离步行的原因。

步行使大脑更清晰

在人的体内，最需要氧气的组织莫过于脑细胞。氧气是由血液输送的，因此良好的血液循环是使脑细胞活性化的基础。

虽然脚和大脑就人体位置而言离得最远，但通过血管与神经，它们非常紧密地连在一起，是相互影响的器官。

脚的衰老和脑部的衰老是相连的。

人们往往认为，只要提高心脏的功能就能够使血液循环正常。然而，心脏肌肉属于个人意志不能操纵的不随意肌。但是，被称为第二心脏的脚的肌肉是自己的意志可以操纵的随意肌。因此，为防止衰老，应该通过运动脚、锻炼脚来帮助改善心脏的功能。为此，最简单的方法就是做运动。从促进血液循环的角度来看，最好的运动就是走路，而不是慢跑、跑步等过于激烈的运动。走路时，脚离开地面的时候脚尖会弯曲，这个运动恰如抽水泵的作用，能促进血液循环。

其实，走路的时候，脚的大小有三种变化。虽然只不过是一瞬间，但停在空中的时候最小；只用一只脚踩地支撑身体的时候最大；脚后跟接触地面时，或脚后跟完全离开地面，只有脚趾根部落在地面时大小介于两者之间。

脚的这种大小变化是因为血管周围的肌肉伸缩运动活跃起来，血液也得到了良好的循环。这与心脏活动一样，像抽水泵似的伸展或收缩，以促进脚末端的血液循环。

徒步旅行的话，步子迈得更大。脚离开地面时脚腕会完全伸展，这就更能促进血液循环。

此外，根据最近的研究，步行能够促进大脑物质的涌出，从而使大脑的神经细胞活跃起来。

脚被称为"第二心脏"的理由

脚有"第二心脏"之称，原因何在？血液从左心室经过大动脉、动脉、小动脉，再流到毛细血管，给细胞组织输送新鲜空气和营养成分。而返回时，携带二氧化碳从毛细血管经由小静脉、静脉、大静脉回到右心室。血液循环一定是单向输送的。

心脏每一次的跳动可以送出 1/10 升的血液。健康的成人平均心率为 70 次 / 分钟，等于 1 分钟送出 7 升血。也就是说，只要健康的话，全身的 5 升血 1 分钟内能流经心脏。心脏好比是 24 小时内送出 1 万升血的水泵。

尽管血液得到如此迅猛的输送，但是由于要送到遍及身体各个角落的毛细血管，所以流回心脏的时候，它的压力已经变得很小了。输出的血液流回到心脏凭借的是静脉周围肌肉的力量。

不过，人体中脚离心脏最远。因此，从心脏送出去的动脉血把营养物质输送到脚的各个组织，然后变成静脉血携带着废弃物流回到心脏的过程较长，所以要花费大量的时间。

而且脚位于身体的最下端，所以流下去的血要是没有足够的压力就很难顺畅地流回到心脏。

因此，一旦引起诸如动脉硬化等老化现象的血管障碍，血液就会很难流到脚尖。人上了年纪，脚就容易变得冰冷，功能也会衰退。因血液循环不畅而引起这类障碍的情况很多。

凭借脚静脉周围的肌肉，也就是脚的肌肉正常功能的发挥，积存废弃物的血液能够从身体最末端脚尖的毛细血管经由小静脉、静脉，最后流回到心脏。

为了让血液从末梢流回到心脏，肌肉必须发挥其作用。这就说明，离心脏最远的脚部肌肉特别重要。

我想大家已经知道为什么说"脚是第二心脏"的原因了。

通往阿尔茨海默的路

胡冰霜

她 80 岁，目光呆滞，完全不在意身边的人与事，大小便都在床上进行。从早到晚，她只是低着头，哆哆嗦嗦地把衣服扣子一颗颗解开，再把衣服一层层扒下来，好像它们是累赘的身外之物。她也喜欢抓扯棉被和枕头，把它们拉近、推远，直至推下床。累了，她就"嗯嗯啊啊"地喘息一阵，接着周而复始。保姆只好在旁边阻止、劝说，并替她穿上衣服。

她的儿子是我早年的同窗，人很孝顺，请我去家中看看她，希望能尽量想想办法。我首先想到的是给她穿上尿不湿，再做些像小婴儿穿的那种连体衣裤，开裆后装上拉链，免得她穿来脱去地受凉。到她家时恰好是午饭时分，鱼丸、鸡汤端了上来，她眼睛一亮，面有喜色道："饭饭、饭饭，吹吹、吹吹。"看到母亲日复一日地返老还童、不可理喻，儿子的

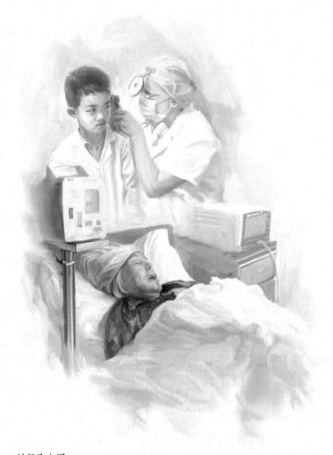

刘程民　图

神色凄凉而张皇。一老一少两个保姆轮班侍候着，皆表情木讷、睡眼惺忪。

我大致检查了她的身体，又看了看她的病历和体检报告。她一直遵医嘱服用扩血管和降血脂的药，五脏六腑都没什么大问题。于是，我准备让她吃点儿安眠药，至少保证晚上能睡几个小时，以免体力消耗过大。

春寒料峭，雕花的木窗外，泡桐树淡紫色的花恣意地开着。此情此景却让人揪心。她曾经是耳鼻喉科医生、女中豪杰。当年，她工作繁忙，常常超负荷运转：坐门诊、管病房、上手术、写论文、带学生……年纪渐长，她体力不支，早早就与儿子商定自己退休后要彻底休息，不返聘，也不私下给人看病。儿子也认定，母亲晚年的重点只有一个：休息，休息，再休息。因此，儿子想方设法收拾好这个安静的院落，让母亲颐养天年。在这里，一切都不用她操心：不用买菜做饭，一日三餐都有人送上楼，衣服不用洗，家务不用做，只管浇浇花、看看电视就好。一直以来，她除了工作别无爱好，也没几个朋友。结果，在退休后的二十年里，她几乎是枯坐在阁楼上，看尽了泡桐树花开花落。

刚退休那几年，她曾经烦躁、生气、哭闹、骂人，甚至出现过幻觉。去精神科看过医生后，她吃了一些相关药物来控制情绪、增加睡眠。这更让儿子觉得，她需要加倍休息、认真侍候。儿子在家时，每天早晚都会上楼问安。但儿子工作忙，老是出远门，没法常常陪伴她。起初，她还安安静静地待在家里，慢慢地就开始在窗前张望、踱步，后来就干脆不睡觉、不吃饭，专心倾听楼下的动静，直到儿子回来。于是，儿子只好尽量调整工作，守在她身边。有一次，儿子实在有事要出差，只好对她说："妈，我要出去几天，你看不到我不要着急啊。"话音未落，她就一把抱住儿子的腰，坚决不松开，最终儿子误了航班。此后，儿子就再没出过远门了。年年岁岁，窗外的泡桐树越长越高大，紫色花朵遮天蔽日。

她越来越沉闷，电视不看了，花不浇了，也不再打量窗外，发呆的时间越来越长，脸上越发失去了表情。渐渐地，她竟然连儿子也认不出了。

谈起这些，同窗喉头发硬，对自己为母亲一手安排的享清福的生活痛心疾首。他知道，与她同龄的好多同事仍在坐门诊、上手术、讲课、带学生。忙活了大半辈子的母亲不应与世隔绝、无所事事地闲坐家中，她需要充实忙碌的生活——见许多人，说许多话，走许多路。

然而，当他意识到这些时已经太晚了。生命在于运动。人是"动"物，身心都要"动起来"才能焕发生命的活力。

仔细想来，上天对死亡做出了颇为恰当的安排。在临近死亡之际，让个体进入木然、迟钝甚至失智状态，借此安稳离世。按照自然规律，如果个体在身体之火熄灭时，心灵之灯也同步枯竭，那就是做好了身心两方面的准备去迎接死亡。这是非常圆满的结局。遗憾的是，对某些个体而言，心灵枯竭来得太早，就像同窗的母亲一样。虽然心灵之灯几近枯竭，但她的身体活力尚存，还有足够的精力来脱衣服、扯棉被。哀莫大于心死，她悲剧的核心是老年失智已发展到最后阶段，回天乏术。

无论城乡，大多数老人以后的理想去处很可能是一些类似于养老院的机构。如果这些机构能根据每个老人的具体情况，设计和实施多种高质量的精神活动和适度的体力活动，让他们的身心都处于活跃状态，保持着七情六欲，一起高高兴兴地有所为、有所学就好了。多年来，我一直关注此事，也相信它是完全可以实现的。其实，很多老年人想做点儿事情、学点儿东西、受点儿教育的热情，远远超过了年轻人。

流感病毒的自白

[美] 劳伦·格尔曼

孙开元　编译

我们只是"着凉"？

你要是瞧不起我们，那你可就要吃亏了。仅在美国，我们平均每年就会把 20 万人打发进医院，至少会带走 2.3 万人的小命（他们当中很多伴有肺炎这样的复杂症状）。不是我吹牛，把一个健康人搞成病得一塌糊涂，对于我们来说不是件难事。

我们最怕流感疫苗

流感疫苗是我们的克星，它能最有效地控制我们的大规模暴发。冬季让我们尤其紧张，现在新出了一种四价流感疫苗，可以抵御四种类型的流感，比以前的三价疫苗更可怕。甚至还出现了专为中老年人设计的强效型疫苗，唉。

我们也怕"灭菌剂"

我说的是那些经过试验、能够杀死病毒（包括我们）的产品，带有"消毒"标签的清洁剂只能杀死细菌。灭菌剂要停留一段时间才有效，所以如果你把它喷洒到物体表面，然后马上擦掉，我们当中的一部分伙计就还有活下来的机会。

呼吸就会传播我们

不要以为只有打喷嚏和咳嗽才会传播我们，只要一次呼吸就可以把我们中的数千个带出去。在 24 小时内，还没等你发现感冒症状，我们又早已传染了别人。

我们对胖人情有独钟

我们对于胖人的致命概率是体重正常者的 3 倍，要是你的肺部肉多，你的呼吸就要比别人吃力，难以抵抗我们。肥胖也许还会让抗流感针剂降低疗效。

如果你"忙得没空看病"，那太谢谢你了

当你带着我们走进办公室时，你就把我们传给了你的同事们，而这又让你的身体更难对付我们，所以你生病的时间会更长。反过来说，如果得了流感的人花一天时间去治病，就会减少多至 25% 的传染率。

空气干燥，正合我意

空气中水分少，我们就能传得更远一些，这也给了我们更多一些传给他人的机会。

你不爱洗手，我要谢谢你

除了流感疫苗，良好的洗手习惯也是最让我们头疼的事情之一。最近我们听说，有10%的人在走出卫生间之前不洗手，20%的人虽洗了手，但不用香皂。这对我们来说都是好消息，如果我们在你的手上多停留一会儿，你再用手碰眼睛或嘴，我们就更容易传染你。

你在吃达菲? 噢，不!

在我们成功地侵入你体内之后，抗病毒药物是我们的最大敌人。但是我们也还是有希望的，不是说你吃了药就万事大吉了。你在出现感冒症状的48小时之内吃药最管用，要是你拖延了治疗时间，我们早就发展壮大、难以被攻克了。

我们喜欢孩子

孩子是传播我们的最有力人群。孩子的免疫系统尚未发育成熟，要花更长时间和我们作对，所以感染流感的孩子会滋养出更多的我们。孩子也不像大人那样注意洗手，如果我们传染了一个孩子，就可能马上传染给他的家人和同学。

流感的提醒

叶　金

"疫病在古代是坟场，在近代是战场，在当代则是考场。"这句话在某种程度上浓缩了人类与疫病较量的历史。

1918 年 10 月 1 日，南非老矿工威廉·希尔正坐在机器房里手握着操纵杆，控制着威特沃特斯兰德地区一座大金矿的钢铁吊罐车从竖井深处升向地面，吊罐里满满地站着 40 名刚下班的非洲矿工。突然，希尔全身冒汗，肌肉变得虚弱无力，眼前似有金花飞蹿，他试图握紧操纵杆使吊罐停下来，可是他的臂膀和双手就像瘫痪了一样动弹不得。

吊罐带着隆隆的声音蹿出了井口，飞向空中，撞在支架的顶部后向下跌落 30 米，砸在一间木工房上，摔毁的吊罐车中留下了 24 具尸体。

在事后的调查中，希尔被宣布无罪。投票表决时，多数人认为悲剧的真正原因是一种传染病——西班牙流感。这种疾病能使人快速病倒，就像被子弹打中一样快。

从 1918 年到 1919 年，新型的流行性感冒几乎传遍了全球，世界上一半以上的人受到了它的袭击，死亡人数比第一次世界大战时死在炮火之下的人数还要多。一位兼做医生的历史学家把这种流感称为"人类所经历过的规模最大的传染病"。

1918 年 2 月，成千上万的西班牙人病倒在床上，他们发起高烧，并感到四肢疼痛。从 9 月起，这种流感又掀起了第二次传染高潮，这次流感的病原体可能是来自俄罗斯或非洲的新型病毒，这种致命的病毒很快就扩散到全世界，比过去所有疫病的传播速度都要快得多。第二次流感浪潮于 1918 年底平息下去，但是 1919 年初又开始了第三次浪潮，接着又是第四次。虽然它们并不比第二次传染浪潮厉害多少，可是仍然把成千上万的人送入了坟墓。

由于流感传染的速度非常快，人们无法确定其发源地，许多国家因此受到了指责。在西欧，人们主要把西班牙人当成替罪羊；俄国人则把责任归到中亚细亚土耳其的游牧民族身上；德国人却认为是在驻法国的英军中服役的中国人引起了传染；一个美国军官又断定是德国的潜艇把流感作为秘密武器带到了北美大陆。其实，所有的国家对于 1918 年深秋遍及全世界的流感浪潮都负有一定的责任。

流感给世界各地的经济生活和社会生活带来的影响比第一次世界大战还要大。由于大量的农民患病或死亡，各地的农业收成都受到了影响。印度北方的大片庄稼无人收割，波兰的土豆烂在地里无人问津，热带地区的咖啡、橡胶和其他高价农作物也纷纷歉收。

在流感的困扰下，各国的工业和商业萧条，交通被迫陷于停顿。

到处都可以听到关于死者悲惨命运的故事，无论是富翁还是穷汉，也不管是社会名流还是平民百姓，谁也无法抗拒这种可怕的传染病。第三次流感浪潮结束后，据估计，全世界共有2150万人被这种疾病夺去了生命，其中亚洲人占了2/3，余下的分布在欧洲、北美和非洲。

流行性感冒简称"流感"，是人类还不能完全有效控制的世界性传染病，与疟疾、结核病并列为世界死亡人数最多的3种传染病。

流感病毒有20多种，分甲、乙、丙3型。甲型常引起世界性大流行；乙型可引起中等流行，多表现为兵营、学校等的"单位内爆发"；丙型多为散发病例，婴幼儿最易感染。目前虽有治疗药物和疫苗，主要是针对丙型流感，只能降低发病率，而不能控制流行。流行区大部分人都会病倒，严重者并发肺炎，或促使呼吸道、心血管病患者病情恶化，甚至死亡。流感中度流行的年度，世界每年约损失10多亿个工作日，死亡60万人以上。人们常将流感与感冒混同，视流感为"小病"，这应该引起全人类的重视。

病毒和人：谁更聪明

通过一代又一代人的艰苦探索，许多曾经给人类带来毁灭性打击的传染病，现在已经完全被人类征服。但是灭而不绝的病原体从来就没有停止过寻找出路，人类自身的问题让濒临灭绝甚至似乎销声匿迹的早期传染病又绝处逢生。滥用抗生素、疗程不完整、医疗体制不完善、卫生教育不完备等，都有利于各种抗药性病原的基因重组，进而产生具有多重抗药性的新病原，并形成新的病种。"病菌比人聪明"，这个看上去不合逻辑的逻辑，每一天都在给我们带来严峻的考验。

人类是在细菌的影响下生活的，这对于我们来说是常识，然而，真正揭开这个谜团的时间不过 100 多年。人类对真正病因和有效防治的研究走上正轨，应该始于 1865 年巴斯德认识到他称之为"病毒"的微生物是传染病的病因。另一位德国细菌学家保罗·埃尔利希，创造了"魔术弹"这一短语用于描述他的伟大目标——发明特定药物来杀死引起特定疾病的细菌，但不杀死患者。1910 年埃尔利希发明了非那明，这是最初治疗梅毒的特效药，但副作用也十分可怕。

1932 年，另一位德国化学家吉哈德·多玛克发明了基于硫元素的化合物，它能杀灭引起血中毒的致命链球菌。在之后 10 年中，医生们能够从一大批新"磺胺"制剂中进行选择，足以对付很大范围的感染，从产褥热、肺炎直到淋病、脑膜炎。在一种很偶然的情况下，盘尼西林出现了。20 世纪 20 年代，苏格兰细菌学家亚历山大·弗莱明发现葡萄球菌被培养皿上的一块霉菌摧毁——这次偶然事件导致了 20 年后有奇效的抗生素类药物的发展和医疗业的一场革命。

瘟疫背后的手

"同人类争夺地球统治权的唯一竞争者就是病毒。"这是诺贝尔奖获得者莱尔德堡格说的一句有些让人诧异的话，而瘟疫背后的几乎所有真相都让人吃惊。人类可以从容地对付咆哮怒吼的雄狮和虎豹，却奈何不了无声无息的蚊子和跳蚤。现代医学已经证明，大部分传染病，甚至所有的传染病，都是由动物传给人类的。例如，麻疹很可能和牛瘟及犬热病有关，天花已经确定和牛痘以及其他的动物传染病密切相关，流行性感冒则人猪共通。

瘟疫无国界，许多流行病都可以在一个星期之内横扫全球，而每一个地方也许都有专属的"地方病"。大部分的瘟疫都和气候的变化有关，许多古典的热带流行病正在向两极推进。受到人类污染的海洋生物，除了大量死亡和自杀之外，它们已经成为最可怕的病毒携带者，1991 年的利马霍乱就是海藻对人类疯狂的报复。

生态环境与人类健康

生态学家和"绿色和平"战士警告我们，全球升温，臭氧层漏洞以及河流、湖泊、海洋的污染，确实使北极熊、海豹、美丽的鸟类和许多其他野生动物受到严重威胁。但是经常被人忽略的是，环境的破坏已开始危及人类的健康。比如曾经祸害全球许多国家的几次霍乱，其后果更加微妙和有害。人类抗病能力的逐渐丧失、全球升温也将给人口稠密但对疾病毫无防备的富饶地区带来可怕的热带疾病。

出于多种目的，人类一直在故意冒险干预自然界，我们不仅会目睹直接可见的后果——例如物种的灭绝，而且将使我们承受更加不可捉摸的力量对我们生存与健康的威胁。环境问题成了制造现代瘟疫的头号"凶手"。

大气层的漏洞

如果全球升温的预测最终是准确的，恒河口将是未来的半个世纪遭受损害较严重的地区之一。地球气候的变化与我们在最近两三个世纪消耗的矿物有关，这是毋庸置疑的。

无论专家们的预言能否应验，煤、油和天然气的燃烧，使大气层中的二氧化碳急剧增加。植物自然产生的二氧化碳和腐烂蔬菜、动物消化系统所释放的沼气，吸收了太阳的热量，否则这些热量会以红外线的形式反射回太空。自然的"温室气"使地球温度保持在平均15℃，并有助于地球上生命的生长。工业革命以来，由工业烟囱和内燃机引擎倾泻出的二氧化碳和二氧化氮，给地球造成了越来越重的负担。

自17世纪中期开始，地球温度逐渐上升，最近100年上升了大约
0.75℃。

地球平均气温的上升，不仅直接危害人体的健康，也使许多古典传
染病"复活"，并在纬度上分别向南北方向推进，挪威、加拿大出现疟疾
就是明显的例证。需要注意的是，类似的威胁对每一个国家都存在，只
是表现不同而已。

美国疾病控制中心对瘟疫病源区进行的调查证明，大多数瘟疫的暴
发都是由突发而剧烈的气候变化引起的。在严重的干旱之后继之以正常
的天气，也会引起瘟疫的暴发；大规模的过量降雨，特别是在干旱之后
发生这样的降雨，则最有可能引发瘟疫并四处蔓延。

在发生"大规模的过量降雨"的情况下，植物的生长速度大大加快，
作为瘟疫病菌携带者的啮齿类动物也会大量繁殖，为了寻找它们的草料
领地，这些携带着病菌的野生动物的活动区域必然扩大，进而将疾病传
染给人群。

在发生干旱的情况下，由于缺乏雨水和食物，啮齿类动物大量死亡，
而一旦干旱结束，它们又会快速繁殖，于是瘟疫病菌也随着繁殖激增如
野火般蔓延开来。

疾病的真相

曾志锋

20世纪杰出的生物化学家罗杰·J.威廉姆斯博士在他的研究报告中指出：疾病久治不愈只有两个根源——材料不足，毒素积累。

有人会说，在物质极大丰富的今天，身体居然还会得不到维持健康的足够材料吗？然而，正是物质丰富的今天，我们却面临着一场营养危机。也许我们吃了很多鲍鱼、燕窝，吃了很贵的补品，但是我们的身体依旧材料不足。因为一般人并没有弄明白我们的身体需要什么，对该吃什么、如何吃以及应该避免吃什么，都茫然不知，而商家抛出的各种各样信息又把消费者搞得头昏脑涨。于是人们通常会做出一些不合理或有害健康的饮食选择，这就无法为身体提供使基因正常表达的好的环境。

糖带来的浩劫

如果你想通过饮食的改变来改善自己的健康状况的话，那么请从现在开始将糖从你的饮食中完全去掉，至少做到从现在起减少对糖的摄入。

即使是很少量的糖，比如仅仅两茶匙的糖，这个分量比一瓶饮料或一碗精米饭的糖分要少得多，也会对体内的激素和营养产生很大影响，将人体内的环境导入到一个混乱的生化状态，使得健康的天平发生倾斜。

不仅如此，糖还是一个反营养剂，糖分的摄入会从身体中夺走营养，引起钙质在尿液中流失，迫使身体从骨头中调集钙来维持血液中钙的浓度。所以，过量的糖摄入成为骨质疏松的一个祸首。糖分还会破坏免疫系统，引起镁、铬和锌等营养素的缺乏，使人容易患上感冒和其他与免疫系统有关的疾病。糖也破坏钙磷平衡，进而导致人体将蛋白质分解成为氨基酸的功能下降。因此，如果你希望得到健康方面的改善，那么从现在开始改变吃糖的习惯，包括加工食品、零食等的摄入。

精米面：隐藏的杀手

经过高度处理后的精米面中，除了糖几乎不含其他营养成分，因此它与糖一样具有毒性，也是一种非常糟糕的反营养剂。

在制造精米面的过程中，谷物中含有的营养都被破坏了，人体必需的脂肪酸和纤维也被破坏了。因此摄入精米面，虽然不觉得饥饿，但这些热量与身体所需要的材料相差太远，所以我们的身体会材料不足。

食用油的真相

人体必需的脂肪酸的天然结构称为顺式脂肪，当脂肪酸的分子结构与细胞膜的脂类相吻合时，人体便能保持在健康的状态。当油被加热到100摄氏度时，顺式脂肪的分子结构便会发生变化，形成一种具有毒性的脂肪，我们称为反式脂肪。这种材料会引起细胞内物质交换紊乱，成为威胁健康的又一祸首。

如何避免这种伤害呢？最好的做法就是尽量选用高质量的橄榄油和亚麻油。同时，有益的脂肪酸也可以在新鲜的、没有经过任何处理的食物中找到，如坚果等。高质量的蛋类、肉类和鱼也是很好的脂肪酸来源。但要注意的是，这些脂肪酸很容易在高温中被破坏，所以尽量避免高温状态下制作这些食物。

身体塞满了有毒的垃圾

我们的身体具有一定的排毒机能，但是这些机能必须在人体材料充足的条件下才能顺利进行。摄取不当的食物、使用药物、生理机能紊乱、情绪低落等都会使毒素以某种形式在体内积累起来，毒素的积累营造了一个导致基因异常表达的环境。

人体内的毒素可以分为水溶性和脂溶性两种，人体的排毒器官有肾、皮肤、肠道等。当排毒器官不能及时排毒时，水溶性毒素经由血液到达人体的软骨、滑膜和肌腱部位，引发各种类型的关节炎症，如痛风等。脂溶性毒素则经由血液转移到淋巴系统或各个器官的黏膜，形成息肉、囊肿或肿瘤等。

清除人体毒素时，身体会有各种反应，如关节、骨骼、肌肉疼痛或腹泻等。支持这种排毒反应的措施是大量喝果蔬汁或水，有时需要额外补充营养素来加强肝脏的解毒功能，条件许可时，可以通过泡温泉来加速毒素的排放。

左轮枪

于　坚

一位活蹦乱跳的老友，忽然被查出患了肺癌，晚期。

他很无辜。他清心寡欲，按时上班、吃饭、睡觉，性格开朗，锻炼身体，"慎独"，按照《论语》《黄帝内经》的指示生活。他乐善好施，自然而然，如果真是善有善报的话，少不了他的。他是传说中的那种君子、良民、好人。按照以往的经验，他没有任何短命的可能，大家普遍以为他必会成为人瑞。

佛语云："已作不失，未作不得。"未作也得了。

分析他家的大米、香油、果蔬、牛奶、调味品，附近的菜市场、超市，单位的环境、散步的地方、旅游目的地……最后分析到水管、盐巴、风向、泥巴……不知道他遭遇的是哪个方面的伏击。

古人云："道法自然。"现在，自然方面险象环生、杀机四伏。

他是不是太过自然了？太信任周围环境了？

听到这个噩耗时，大家都心照不宣，逃过一劫似的松了一口气。

从前遇到这种事，大家不会有逃过一劫的感觉，不会去猜是水还是盐巴害了他。

因为现在人人都在劫难逃，死神躲在人的经验里面以为是生命之源的地方。

死亡不是来自自己的孽。

去饭馆用餐、超市购物，是否被地沟油、残余农药、化学烹调法偷袭全靠运气。

杀一个人，判死刑。通过食物、空气、饮水毒害千百万人，仅仅为了盈利，这比纳粹更恶劣，却仅以道歉、罚款、撤职了事。

所谓"窃钩者诛"。

听天由命的意思就是，人人都被某支看不见的"天地无德"式的左轮枪指着太阳穴。一般左轮枪最多十个弹巢吧？这一支，弹巢也太多、太密集了。

这次轮到空弹，下次说不定就是实弹。生命像是在玩轮盘赌，不是与用左轮枪指着你太阳穴的歹徒赌，而是与赖以为生者赌。

像古代那样，摆好碗筷，落日总不至于砸下来吧？

继续你的晚餐。

面对癌症

袁端端

救命药

我讲述这个故事，是为医治自己，是为了面对我尚无法理解的事物，也是为了给自己铺一条回家的路。

我的故乡在江淮之间的一个小镇，人们爱它的徽州古韵、历史情愫。可这几年，每每回乡，总能听到不好的消息。一些熟识的老人或叔叔伯伯们相继故去，年轻的仅三四十岁，都是死于癌症。春节，又有几人卧病在床，奄奄一息。

父亲总是传递这类坏消息的人，可能是因为他在家里说话最有分量，也可能是他看起来最坚强。

"你三外公病了，查出来肺癌，骨转移。"这次回家，又是他告诉我，"想办法打听看看，也许有新办法。现在可不比你妈妈得病那时候了。"父亲是这个大家庭中对照顾癌症病人最了解，也最关心癌症治疗进展的人。他知道，我做医药记者后，结识了不少医生朋友。

三外婆哭天抢地地要我帮她找北京协和医院的医生，每每这时，家里的女人们总会先乱了阵脚。在全中国重症病人的心里，协和是他们最后一线希望。但这往往是盲目和不切实际的。我让他们安排三外公先住进当地一家最好的三甲医院——确诊是最重要的。

向北京的肿瘤医院医生问了一圈后，答案如我所料："别来北京了，在当地治疗就行"。在癌症治疗已走向标准化之后，我们终于可以在某些疾病上享受无差别的待遇。或许也是一种无奈，换句话说，去北京也是一样。

30亿基因的一个打印错误就可能触发癌症的开关，可生病要比染色体变异复杂得多。

重病来袭，一开始总是绝望、伤心、争吵，各种情绪拧在了一起。更多时候，夺走人性命的不是癌症，而是疼痛。在试过千百种打听来的特效方法之后完全没有改善，会让整个家庭陷入阴郁的情绪中。

三外公的基因检测结果是阳性，这意味着他的肺癌很大程度是源于身体的基因突变。我建议他们去买一种专门针对突变性肺癌的进口药。

"什么？5000块一盒。这到底是什么药？"家人觉得不能接受，但又没法不试，买的时候好像在拿命交换。

新的科技、新的药物都层出不穷，但无助的是，你明明知道这世界上有你的救命药，却得不到。

几经周折，三外公吃到了进口药，胸痛几乎是神奇般地减轻了。父亲再次念叨："你妈妈那时候如果有这样的药物可能会活得久一些。"

"你竟不相信妈妈可以治好吗？"我问。

"好不了的，癌症是全身免疫系统的疾病，现在还没有能够治愈的药物。一种疾病所需的药物越多，那可能是越没有救。"我没想到，父亲竟如此明白。

我们极少谈论母亲，对母亲病中的状况，只能在每一次家人患病，父亲诉说当时的经验时谈及。可母亲离世已近二十年了，在这些年间，治疗癌症的方法和技术都更加先进，几乎所有癌症的死亡率都在下降。但在寻找治疗癌症的方法上，进展甚微，每一次新的治疗方法出现时，能给病人们的安慰都是有限的。于是，每一个罹患癌症的亲人，都是我们全家的痛。

母亲去世两三年之后，爷爷也患了癌，肝部。那些日子好像是极夜，你永远都等不来天亮，父亲是长子，操持整个大家庭。他开始整夜失眠，掉头发，为家里的经济状况发愁。要知道，在中国，每一个癌症患者的家庭，都是倾尽全力在救治。我忘不了父亲在一年春节艰难地向我"借"500元压岁钱的情形，刚上初中的我一度以为自己的余生就是这样了。

家乡的河

父亲的老家在农村，周围有巢湖、淮河，水系颇为发达。人们在村里的河边洗澡、游泳，河水洗衣、洗菜。夏天，湖泊池塘里都是荷花，风吹动时满村的荷花香，蝉鸣不止。小孩们在门口荡秋千。河里的鱼虾也到了最肥美的时候。

但现在，什么都没有了。村边的工厂越来越多，公路也越来越好。以前要走几个小时的田埂，现在汽车可以直接开到家门口。

大部分池塘被填，小溪也荡然无存，偶尔夏天回去，河面上竟然漂着白花花的死鱼。

村里的人世代都喝着地下的井水，有时看到新闻，这里的井水氨氮、铁、锰、锌均严重超标，但人们还不得不喝。乡下的叔叔婶婶来城里看我们时，带来的米面油和蔬菜也不如往日的鲜美了。

中国 50% 以上的河流已经消失，留下的也少有不被污染。环保部门统计，约 2.8 亿中国人的饮用水不安全。全国近一半的河流，不适合人类接触。

近年来中国的癌症发病率大幅上升。多发于农村人口中的一些癌症，或许就与水污染有关。官方媒体曾援引一份政府调查称，全国 1.1 亿人居住在距离污染风险区不到 1 千米的范围内。

乡里乡亲罹患癌症的越来越多，我很难不把这一切联系在一起。

最近一次让我愤怒的是在 2014 年春节。回老家的时候，我看见奶奶家村子边竟然建了一个巨大的垃圾填埋场。

整个村里都是垃圾的腐臭味。我走上偌大的垃圾填埋场，黑色的塑料布下覆盖的全是垃圾。动手搜了一下，这竟是省会城市里最大的垃圾填埋场新址！而奶奶、姑姑以及其他亲戚们的家距离这里不过几分钟的路程。

整个身体都在颤抖

两个月后的春天，我得知奶奶患上了胰腺癌，已是晚期时，几乎是出离愤怒了，内心的痛几乎要让人死去。

父亲把奶奶接到了城里，住进了当地最好的医院，可到了这个时候，做什么都是无力的。胰腺癌是致死率最高的一种恶性肿瘤，临床上死亡率可达 95%。奶奶极其节俭，不愿意多花子女的一分钱，也不愿意自己被过度治疗。

最终，我想奶奶是安宁离去的。因为此前的经历，在她患病的一年半中，我们没有给她进行任何不必要且痛苦的治疗。最后的几个月，她的重孙也出来报到，她替爷爷看到了四世同堂。她所有的孩子们都绕膝欢笑，尽力为她减轻哪怕一丁点的不适。最后那一天，她实在是太累了，告诉我她想去找爷爷了。于是，在昏迷清醒又昏迷之后，她平静地走了。

我所经历的亲人患癌，或许比你们经历的都要多，我亲眼看着他们在我的面前死去，或平静，或艰难挣扎。

但我更知道，那些病患的至亲才是最痛苦的一群人。我们都抱着"只要熬过这次就好了，只要熬过那个就好了"的憧憬，希望有朝一日能够让亲人重返我们之间，嬉笑怒骂。

人们常说没有什么可以"感同身受"，但我有一次听到采访对象对癌症亲人离世的悲痛描述时，整个身体都在颤抖。

过度的体检

沈玎　徐卓君

在空气和食品质量问题层出不穷的阴霾下，人们开始将精力和金钱投向自己的健康管理，他们怀抱着对医院、医生和医患关系的复杂情感，把自己送进一台台先进的仪器背后，在一系列健康数据中寻求心理上的安慰。

两米长的价目表

今年 45 岁的理查德，原本是美国的一名家庭医生，目前在北京一家医院工作。他自 2007 年来到中国之后，已经做了 6 次体检，其中 3 次是在一家民营体检机构，他称之为"非常有趣的经历"。

体检中心总是显得有些繁忙，但也很干净，井井有条，还有一大堆"炫目的仪器"。理查德回忆道："进门的时候有人向我点头致意，作为一个老外，我不太知道下一步该做什么，有护士来帮助我，带我去一个个检查室，很多员工都会讲英文。"

但是在体检最开始的时候，并没有医生或护士向理查德询问健康状况，做风险评估，然后再决定他需要做哪些检查。当然，在销售接待处，销售员象征性地问了几个问题，他们会问一些个人的病史，是否抽烟等问题，但这就像是例行公事。销售员最终推荐的套餐并不会依据答案的不同而有所不同。事实就是，"他们没有能力根据客户的健康需求来推荐，因为他们都是销售人员，而不是专业的医生。"理查德说，"那些销售人员更愿意推荐价格高的套餐。"

李剑是上海某医院心内科的医生，他也有多年的体检经验。"体检中心只是服务性的机构，它是按照人群的需求来提供产品和服务的。顾客想要做什么检查，体检中心就会提供相应的检查，做什么样的体检通常取决于被服务方愿意出多少钱，这是一个市场行为，而不是医疗行为。"

女大学生袁莳在2014年1月去了一次体检中心，负责接待、咨询工作的是两位中年女性，袁莳上前去问，像她这样的女孩，没什么病症的，想做个健康检查，应该选哪个套餐。其中一人指向价目表中基础型的A至D类套餐说："年轻人做便宜的就够了。"

袁莳注意到在自选项目里有个"HCV"（丙型肝炎病毒），便问："这是什么检查？"对方说："不知道。"袁莳又问："幽门螺旋杆菌是什么检查？""是胃里的一种东西。"对方看袁莳还想问，又加了一句，"你要做了检查，医生会告诉你的。"袁莳就这样悻悻然被打发了。

实际上，像袁莳这样的普通人，没有专业的知识，也没有办法做出明智的决定去为自己挑选合适的体检项目。

正是利用体检者的蒙昧和对健康消费价格的敏感性，很多体检机构从中渔利。

64 岁的姚辉去做体检，是源于对体检促销的一时冲动。他获得了一张 "28 元享受原价 350 元体检" 的广告单，到沈阳一家医院去做前列腺检查。大夫说他的前列腺问题 "挺严重"，让他又做了进一步检查并开了多种药物共 20 盒，直接刷爆了他的医保卡。

随后姚辉在另一家三甲医院做复查，却被告知他的 "前列腺增生" 只是一种不必过于理会的老年常见病。28 元的体检就像是一个诱饵，钓了许多贪小便宜的客户，最终，这些人在 "医疗恐吓" 下又接受了许多不必要的过度治疗。

一位在外企从事销售工作长达 10 年的白领，向记者总结了自己这些年体检的经历，他提到："一、没人耐心细致地为你解释专业的数据；二、没有一个公众基准的标尺来衡量问题的客观严重性；三、一切向钱看，你不是病人，而是赤裸裸的'客户'。对于没有后续服务可能的病情，一笔带过；对于有后续服务可能的病情，利用知识的不对称性，夸大严重性来吓唬你，让你乖乖买单。"

不必要的检查

理查德也发觉自己做了许多不必要的检查。

一些在美国需要花费大价钱才能做的检查，在中国的一些体检机构，几百块钱就可以全部做好，比如癌症酶检查，幽门螺杆菌呼吸检测，中医的体质分析，腹部、颈动脉、心脏、前列腺、子宫等所有重要器官的超声波检查，CT 扫描全身和 X 射线照片，还有更高级的经颅多普勒检查（简称 TCD，一种用来检查颅内血管状况的超声波检查）。在中国的体检机构，他们的营业理念是把昂贵的高级检测廉价化，薄利多销。

"其中最奇怪的一项是全身热扫描，以前我从未在美国的医院见过。"理查德回忆说，他举起双手，几乎全裸地站在热探测仪前面，大约30秒，然后出现一些热图像，用不同的颜色区分身体的各个部位，并借此解读他身体的异常信号。

"还有一个叫生物体微弱磁场测定分析。检查时，我坐在一个机器面前，手掌放在机器上，操作人员按下按钮，不到1分钟就结束了。"

根据这个检测，体检中心得出一份长达4页的报告，涵盖其身体中各种重金属水平，比如汞含量的高低。理查德调侃，"这是一份让人印象深刻的冗长的报告"。但他从专业的角度来看，这份检测是非常不严谨的——要检测身体中的重金属含量，应该做血液检查或头发取样检查。

在体检中心，这些检查是否必要？比如，学界公认超声波检查在一些情况下确实能提示疾病的风险，但不是任何年龄阶段的人都需要的。

"像颈部的超声波，60岁以上或是有心脏问题时才需要做。"理查德说，"还有我做的经颅多普勒，为什么要给一个30多岁的年轻人做TCD？那是为筛选中风病人而做的检查。这种检查的泛滥是在浪费公共卫生的投入。"

在理查德的体检套餐里，还有一项关于肿瘤标记物的血液检查。"我知道很多中国人都非常喜欢并且在意这项检查，但针对健康人的癌症标记物检查是非常不准确的。"

美国癌症协会认为，肿瘤标记物主要是用于已经患有癌症的病人，评估他们对治疗的反应，或是用于检测癌症病人是否有复发的迹象。而中国人并不清楚这一点，他们看到一切正常的检查结果，或者异常的检查结果时，错误地安心，或者被错误地惊吓。其实，这项检查对健康的人而言，是非常不准确的。

美国顶尖的医学协会，推荐烟龄在 30 年以上的烟民每年做一次肺部的 CT，但并不是针对所有的人。对于健康的年轻人，CT 是有害的，一个年轻人如果每年都做一次 CT，把自己暴露在辐射中，会增加患癌症的风险。

但有些检查确实是必要的，比如血压、血糖、胆固醇，50 岁之后的结肠镜检查，23 岁以上的女性宫颈抹片检查，50 岁之后女性的乳腺 X 光检查……这些检查都是建立在充足的科学证据基础上的，挽救过不少生命。

吸金石

普通消费者都不具备相关的医学知识，抱着"检查项目越多，结果就越精准"的简单逻辑。体检中心的各种套餐就迎合了这种心态。除了部分真正关注自我健康状况的消费者，大部分参检的人都是享受单位的福利体检，并非自己掏钱，因此对结论的关注程度并不高。这种买单者和体检者身份的不一致性，使体检机构的服务越来越快餐化。相比药品研发和设备制造，健康体检资产稍轻、专业性略低，成为近年来最"吸金"的领域。

目前中国体检行业主要有三类机构：一类是三甲医院的体检中心，凭借其医疗实力，受认可程度较高；第二类是连锁体检机构；第三类是更低端的二级医院的体检中心。

根据卫生部门统计，2011 年中国体检市场健康检查人数约为 3.44 亿人次。其中，医院约为 1.26 亿人次；街道卫生院、乡镇卫生院为主的卫生院约为 1.4 亿人次；社区卫生服务中心约为 4642 万人次；妇幼保健院约为 2113 万人次；专业体检机构的体检人数约为 639 万人次，专业体检机构占整体健康检查市场的份额约为 1.86%。

一张体检卡很小，但背后的链条却牵涉很广，其供应链的上游是检测仪器的设备商、第三方检验机构，下游则是衍生的高附加值产品。

罗兰·贝格咨询公司的一份最新报告显示，依据国务院 2013 年 10 月发布的《关于促进健康服务业发展的若干意见》中提出的 8 万亿元目标，到 2020 年，健康服务业的规模大致会接近中国时年 GDP 的 10%，成为名副其实的支柱产业。

相信设备还是医生

与中国的体检方式不同，在国外，体检通常需要提前一个月预约，并要求提供体检者的个人资料，包括基本情况、病史、用药史等。随后，体检中心会给体检者一份详细的回执，包括根据体检者的个人情况为其量身定制的体检项目，精确到每一个体检项目的体检时间表，以及饮食、穿着等方面的注意事项等。

体检结束之后，医生不仅会告诉体检者身体存在哪些问题，还会详细地解释为什么会出现这些问题，这些问题又会带来怎样的后果，以及日后应该如何调整生活方式等。

在中国，体检就像流水线一样，体检者分门别类地进入各种 B 超室、CT 室，也就是说，体检大多是由仪器来完成的，仪器也成了公认的体检医生。哪家医院的设备更先进，就代表着这家医院的体检水平更高。

"在中国，各式各样的测试比医生更加重要，这个观念是错误的，也是非常危险的。"理查德认为，好的医学理念是病人和医生坐下来好好谈谈。他经常引用现代医学之父威廉姆·奥斯勒的一句话："倾听你的病人，他在告诉你诊断结果。"

但中国人并不知道这些，他们没有正经的家庭医生。中国的医生被训练来治疗疾病，而不是帮助人们如何预防疾病。全科医生不需要做一项项检查，只需要给人们一些健康的建议，告诉他们如何保持健康。

预防疾病于未然是一件非常重要的事情，预防慢性病是一个全球性的公共卫生难题，慢性病的治疗非常贵，消耗了大量的公共卫生资源。在中国，很多人有高血压、糖尿病这样的消耗性疾病，如果能从源头阻断这些疾病，可以节约很多金钱。

在李剑看来，体检根本上来说只有两个作用：一是了解你某个年龄段身体横断面的情况，二是根据检查结果调整你的生活方式，这才是最重要的。

他有时候也会跟病人讲，你不需要做某项体检，但病人会跟他吵架，"他觉得这些检查非常有意义，你一定要给他做，他付了钱。有些人进来说我就是要吃这个药，你就老老实实给我开。在体检中心更是这样，我需要这个体检，你就老老实实用仪器做好给我结果就行了。所以很多时候并不是信息不对等的问题，很多病人并不信任医生，也不听医生的话。"李剑说。

自从中国医疗市场化之后，这个问题就一直存在。"医院要养活自己，一些医生被利益驱动，自然也不会认真看病，还会为了钱乱开药，医患矛盾肯定会被激化。"李剑也很无奈，"如果医生是为了钱在看病，那么病人自然也不会相信医生。"

理查德的儿子刚刚出生，他希望孩子能有一个全科家庭医生，他们会定期去拜访他。

全科医生这份职业最大的好处是，医生可以长期和病人保持联系，知道他们在做什么，看着孩子们成长。

（文中袁莳、姚辉为化名）

为癌症"正名"

［美］大卫·洛佩克

王　琛　译

想象一下，如果医生对你说"你得了癌症"，你将作何感想？

你患上的可能是通常所称的"乳腺癌"，而准确地说，它又被称为"乳腺导管原位癌"。如果医生说的是"前列腺癌"，那么，可能应该是"格里森评分4级的前列腺癌"。但是，无论哪种说法似乎都不重要，你耳中听到的无疑只有一个词——癌症。

你的反应会如何呢？医生可能会紧接着告诉你，你的这种病致命的概率很低，甚至不会对你的身体造成损害。比如，如果是乳腺导管原位癌，病症甚至可能自行消失。对于某些前列腺、乳腺、甲状腺甚至肺部的病变，这样大胆的预测并不夸张，即使这些病从严格意义上来说属于癌症。

　　如果你像千千万万的人那样得知这类可怕的消息，你很可能会选择做进一步检查，甚至采取一些实际上对身体危害更大的治疗，比如进行乳房切除术、前列腺手术，或者接受放射治疗。这类治疗可能会让病人小便失禁，或者失去性欲，其他极端治疗带来的危害也是数不胜数。

　　这类现象在医学界很普遍，被称为过度诊断、过度治疗，世界上已有针对此类现象的量化研究。在《癌症的过度诊断》一文中，来自达特茅斯的医生们认定，25% 的由乳房摄影术检测出的乳腺癌、50% 的由胸部 X 射线或由痰标本检测出的肺癌，以及 60% 的通过前列腺抗原检测出的前列腺癌，都属于过度诊断，他们将此类疾病定义为——"不会恶化（甚至可能自愈）的癌症"或"恶化速度较慢的癌症"——患者在其自然生命完结之前不会产生相关的严重症状。

　　医生们在文中提到："无谓的治疗对这类病人没有好处，甚至会带来不利影响。"除却过度治疗带来的直接伤害，癌症确诊给病人带来的心理压力也是一种健康隐患。长期的心理压力会增加他们患心血管疾病的风险，降低免疫力，甚至会让他们容易患上传染病，同时也会增加患者得抑郁症的风险。

　　此外，癌症带来的金钱上的花费也是不容小觑的。整个医疗系统不仅因为对癌症的过度治疗而消耗了几十亿美元，而且美国在癌症研究上的资金投入也是对心脏病研究投入的 3 倍。1971 年颁布的《美国国家癌症法案》最早提出"向癌症宣战"，当年的法案宣称，"癌症是当今美国人面临的主要健康问题"。而如今 40 多年过去了，这个说法并没有改变。

　　2011 年的一次"哈里斯民意调查"发现，癌症是美国人最畏惧的疾病，对其担心的人占了 41%，而担心患老年痴呆症的人占 31%，仅有 8% 的美国人最担心得心脏病，而实际上心脏病是美国人的首要死因。为何人们没有提出"向心脏病宣战"呢？

"癌症"是一个有冲击力的、让人胆战的名词，很多癌症确实很可怕，仅仅"癌症"这个词本身就会对人造成损害。

医学界正在重新认识这个问题。在《对癌症的盲目恐惧之辩》一文中，小乔治·奎尔医生将这种现象命名为"癌症恐惧症"。奎尔写道："如今，由于罹患癌症的人数众多，恐惧造成的危害远远超出了癌症本身。这种恐惧使得很多医生和病人采取了不理智甚至危险的做法。"奎尔的这篇文章早在 1955 年就发表于《生活》杂志。

直至最近，一个由顶级科学家组成的小组才对整个医学界提出倡议：停止对某些病症使用"癌症"一词，并提议称之为 IDLE，意为"上皮增生性病变"。这项提议的详细内容被刊登在《美国医学会杂志》上。

实际上，这并不是首次提出这样的倡议。2011 年，在给美国国立卫生研究院（NIH）的一份报告中，前列腺癌专家们建议："由于低风险前列腺癌有着乐观的预后，建议不再对此类病况使用'癌症'这个令人焦虑的词。"

医学界终于对社会科学中关于风险认知提出的观点有所认识，那就是：我们往往更多地依靠本能而非理智来评估风险，最重要的影响因素甚至不是事实，而是对事实的感受。这种思维方式让我们时常过度担心某些事情，而顾不上考虑这种担忧的依据。

是时候认真对待人们对疾病感知的方式了，它所造成的后果是真实并且严重的。如果医务工作者真心认为他们应该尽量做到"不伤害"，他们就要意识到"癌症"这个词的危险，并且像对待身体的其他危害一样，来对待癌症带给人们的恐惧。

爸爸，我们还能做什么

张　斌

这是一位肿瘤患者家属的真实感受，提出了一个普遍性的问题：我们应该如何去尊重一位病人不做化疗的决定，社会又应该如何真切地让每一位成员都能更有尊严地活到最后。

为什么是爸爸

2013年4月15日，周一早晨，初诊怀疑爸爸得了肝肿瘤。一圈电话打下来，决定到上海一家三级甲等医院再确认。辗转找到陈医生，约了下午4点去见他。

转机没有出现。一项项检查结果出来，都是最坏的，胃癌晚期，肝转移，淋巴转移，肿瘤细胞恶性程度是现有分类级别中最高的一种。为什么是亲爱的爸爸？我躲在厕所里哭。

晚上无法入睡，想起小时候的许多场景：我坐在三轮车上，大热天，家里的母猪下了小猪，我和爸爸一起去卖；家里收的稻谷要送去脱壳，爸爸划着船，我坐在船舷边，看到河里有蛇游过，大声尖叫；妈妈生病住院，爸爸骑一辆自行车载着我们去看她，后面坐着姐姐，前面坐着我，我们喊着口号，为爸爸上坡加油……往人心深处看，多少爱，影影绰绰。

应该告诉他真相吗

要不要将病情如实告诉爸爸？

妈妈反对："怎么说？爸爸，你没治了，没希望了。你这是恐吓他，我坚决反对，不允许。"姐姐反对："为什么大多数癌症病人的家属选择不说实情？因为不说破，还有希望。没有希望，你让爸爸一天天怎么过？"姑姑也反对："这样太残酷了，就让他糊里糊涂地过日子吧，病情重了，他自己就猜到了。"

我觉得自己陷入一张说不清道不明的大网中。我痛恨人们将"糊里糊涂""不能承受打击"这样的话用在我的爸爸身上，我无法接受人们以可怜、惋惜的目光看我的爸爸，我近乎歇斯底里地认为，亲人们远远低估了我的爸爸。但没有亲人们的支持，特别是没有妈妈的同意，我不敢也不应该擅作主张。

气氛开始变得暧昧和躲闪起来。饭桌上，所有人都担心爸爸说话，怕他问病情，怕他说绝望的话；和爸爸独处变成一件让人尴尬的事，到底是装作无事发生，还是语焉不详试图安慰。爸爸更加沉默，欲言又止。

我也征求周围人的意见。朋友、同事、医生，那些和爸爸没有直接接触的人，几乎众口一词：应该说，他的病情他应该知道。我有些恶毒

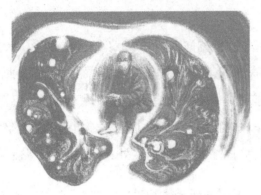

李小光｜图

地想，如果事情发生在他们身上，他们还会这样选择吗？

突然有一天，好像一个神秘的转换器转动，爸爸、妈妈、姐姐和我，在一次饭后的谈话中，被调到了同一个频道。我们详详细细地向爸爸解释他的病情，只有事实，没有情绪。我们很悲伤，但气氛豁然开朗。

隐瞒，无法产生真正的安慰。

不化疗就是放弃吗

走了几家医院，见过不少医生，所有的医生都判定无手术机会。但很多医生，在一个不超过 5 分钟的门诊诊疗过程中，斩钉截铁地告诉我，应该按照治疗规范，接受化疗。"如果不化疗呢？""不化疗，那就是等死，就是放弃。"三甲医院的医生们，有的面无表情，有的将我踢皮球一样打发给其他科室，最好的，露出遗憾的苦笑，同情地看着我说再见。

更不能释怀的是，在看到新闻报道后，我慕名前往一家三甲专科医院去见他们的科室主任。据报道，其科室是国内首个以无法手术甚至无法化疗的癌症病人为诊治对象的科室，为病人提供改善生活质量、最后有尊严死去的医疗手段。及至见到他，医生的倨傲、冷漠刺痛了我。

这真是一个莫大的讽刺。有不少医生真正感兴趣的是肿瘤细胞，而非人。他们对如何杀死癌细胞有斗志，但对得了癌症的人如何有尊严、有质量地生存，缺乏兴趣。

晚上睡不着，妈妈、姐姐和我，这三个爸爸的直系亲属，意见很统一，我们不希望让爸爸化疗，受收益不大的苦。做决定干脆，落实到日常生活中却备受煎熬。一些医生知道我们不化疗的决定后，所用言辞的粗鲁，让我不忍重复；亲友的疑惑和询问，让我们觉得自己是没有尽力的女儿；病中时光如果不用寻医问药来填满，那该用什么来充实呢？

除了化疗，我们还能做点什么？我们去看了中医。医生明确说，中药配合化疗，有用，但单吃中药，无法抑制肿瘤，纯粹就是安慰。"灵芝、虫草可以吃吗，有帮助吗？"医生面带同情地说："随便，实在想吃就吃，没什么用的，我们不推荐。"

不化疗，好像我们无所事事，任由爸爸离去。不做什么，顺其自然，实在需要很大的勇气。

必须做点什么。我提议："爸爸，我们出游一次吧。""蛮好的，去哪里？""香港或三亚，你选吧。""去三亚不错。"要避开大客流，爸爸又希望一大家子人都去，于是上班的请假，上学的请假，老老小小11人，住在美丽的亚龙湾海滩边。

在从三亚回来的路上，爸爸对我们说："如果有机会，北京是要去一次的。"

好的，爸爸，我们明天就出发。

我深切地企盼活下去

[美] 杰罗莫·格卢曼

刘旭东　编译

三十多年来，我一直从事医疗工作，治疗和研究癌症、血液疾病、艾滋病毒和丙肝。在此间的大多数时候，我并没有考虑到"企盼"这一心理因素对病人的影响力，直到身患癌症的乔治·格利菲的出现。

一

1987 年一个夏日的傍晚，我去医院探望一个生病的同事——哈佛大学教授、病理学系主任乔治·格利菲，这位令人尊敬的教授被诊断得了胃癌，而且是最糟糕的那种。在患有这种类型的胃癌病人中，仅有 2% 到 3% 的人能生存 6 个月,9 个月的存活率不到 1%。具有某种嘲讽意味的是，胃癌曾是乔治努力要攻克的目标，他比任何人都了解恶性肿瘤及其可怕的后果。

可是，乔治坚持采用大剂量的化疗以及高强度的放疗，而不顾这种杀伤力很强的治疗手段对他所患的晚期癌症是否真有什么显著的效果。显然，这种治疗方法极有可能把他更快地推向死亡。

我走进病房，只见他的眼窝凹陷，脸色苍白，严重的溃疡形成的血块使他的嘴唇变得发黑。有好一阵子，我简直怀疑他是否还活在人世。

乔治缓缓扭转头，注视着我，眼睛里充满泪水，竭力想说什么。

"别说什么。"我说道。他默然同意，并闭上眼睛。乔治忍受着治疗产生的强烈副作用，尤其是从他的嘴唇一直到直肠等多处组织都呈现灼烧、出血和溃疡症状。我在他身旁待了几分钟后准备离开。我琢磨着，我无法对这样一个病人再用平时所说的那些话来鼓励，说什么与病魔做斗争是至关重要的。我了解某些癌症病例的情况，如果病人能挺过严酷的治疗过程，肿瘤细胞可能被彻底杀死、消失。然而，对乔治的病况用这种语言来应付显得太虚假。所以在向他道别时，我只说了一些客套话，说我们大家都想念他，希望他不久能找到某些慰藉。

二

有好几天，我一直惦记着乔治。我竭力回忆他以前的健康形象，试图抹去他现在的糟糕模样。61 岁的乔治·格利菲是个中等个头、有着轮廓分明的脸膛、灰色头发的男子，曾经深入到亚洲最偏远的地区研究胃癌的流行病学。

尽管他的妻子乞求他好好休养，但他在大剂量化疗和放疗下症状消退一些之后，仍每天返回办公室工作两三个小时。经过这番折腾，他的体重一下子掉了13.6千克（30磅）。

然而有一天，一个令人震惊的消息在医务人员中迅速传开了：乔治准备进行开刀手术。"为什么不干脆拿枪对着他的脑袋？"一个同事带着挖苦的口吻说道。

给乔治做的CAT（X射线轴向分层造影扫描）显示，肿瘤和周围的淋巴结的确缩小了，但是这种由放疗和化疗产生的效果几乎是暂时的，并不能改变最终的结果。此外，医生的手术刀是不能去掉已进入乔治血管的大量癌细胞和丛生在下腹部的、像铅弹大小的扩散物的。在几个星期之内，这些扩散的细胞就会重新生长，再次扩散。大手术最终只会夺去乔治剩下的为数不多的日子。

手术的结果显示出比预期的情况还要严重：在切除有肿瘤的胃组织后，医生发现癌细胞已扩散到了食管，它的下部第三节必须切除。

于是手术人员将一段肠子作为替代物移植到余下的食道和胃的剩余部分之间，以使乔治能够进食。

在实验室，病理学专家对切下的胃组织进行了切片检验。肿瘤已经死亡，癌细胞已无处可见。当大量的细胞被放疗和化疗杀死时，其余的会进入血液和淋巴组织，新的肿块不久就会重现，恶性肿瘤会长满他的肠道，占领他的胸腔，直到置他于死地。

然而乔治对此不以为然。在手术后不久，他又说服院方让他进行了又一疗程的剂量更大的化疗。我感到很悲哀。如果我是乔治的主治医生，我就会告诫他的妻子并对继续化疗和放疗提出质疑。医生的责任难道不应该阻止乔治免于无意义的治疗吗？

三

我后来去了欧洲工作，便一直没有再见到乔治。2005 年 6 月，我回到哈佛任职。一天我正在医院一个大厅边的咖啡室里饮茶，突然看到乔治走进来，我不由得站了起来，尽管过去了这么多年，他看上去颇为瘦削，但他在与我打招呼时双眼仍然很有神，嗓音仍然很清晰。

我油然升起一种负罪感，我毕竟在思想上早就把乔治打发到死神那里去了。要是我的建议被重视的话，他可能就活不到今天了。

我于是询问他是否一直在坚持加大剂量的治疗方案。

乔治告诉我，他回家后种植了一些在来年春季才开的黄水仙花。

"我对自己说，我或许能看到它们盛开，但也可能看不到了。如果那样的话，它们将在我的墓前为我送葬。"

"你知道吗，我，还有几乎整个部门的医疗人员其实都不同意你的治疗方案？"我问道。

"是的，"乔治严肃地说，"我知道对于不少像我这样的病例，人们都有争议。治疗会造成不必要的痛苦——不仅是对我，而且是对我的家庭。此外，它还要把社会的钱花费在一个无可救药的人的身上。然而，"他把眼睛眯了起来，"即使我失败了，这也是我唯一的机会。我深切地企盼活下去，不得不战斗到底。我到那时会对自己说，我已尽了一切可能来挽救自己。"

乔治奇迹般地恢复健康的事实是我人生观的转折点。从那时起，我开始相信，求生的企盼与医生开出的处方和所采取的任何医疗措施同样重要。这种信念是人类精神的组成部分，具有极强的忍受力，才能够让奇迹发生。

癌后余生

卢小波

我曾经是一个癌症病人，结肠癌 3 期 B。手术之后，做过半年化疗。写下这些内容，是需要一点勇气的。

前些日子，太太偶遇 5 年前的一名护士，她说同期病友中只剩下我一人了。这两年，熟人圈子里，只要有亲友得了癌症，都会辗转向我打听治疗细节。甚至我太太，也隔三岔五接受咨询。

一

癌症与其他病症的不同之处在于，它可以准确分期，给你从容的时间思考死亡。苏珊·桑塔格说，在癌症中，"濒死"要比"死亡"更能体现疾病的本质。

还记得在治疗的过程中，我的指标忽上忽下。科主任对我说："你的病是 3 期 B，45% 的复发率，什么时候复发，为什么会复发，在什么部位复发，通通是未知的，只能看运气。"

手术之后，我的化疗计划是 8 期。第一期的第一天，主治医生说："化疗药物的剂量标准是美国人制定的，中国人的体质不同，你酌减吧？"我斩钉截铁地说："不不不，按标准来，我没有问题！"

结果，问题如期出现。化疗当夜，我坐在马桶上，怀里再抱个桶，边狂泻边狂吐，呕到眼珠都快掉出来了。次日，医生又问："药量减一点吧？"我雄心不再，想要点头如捣蒜，可惜浑身乏力，点不动头，也捣不了蒜。事后回想，这是一位好医生，他跟病人的沟通方式，平等而且巧妙。

化疗的副作用是多方面的，对我而言，最严重的是对神经末梢的损害。

先是手指变得像个极佳的导热体，任何金属物体都会迅速带走指尖的热量，只要一两秒，指尖就会感到刺痛。这在乘公交车时尤其让人尴尬，如果没有空座位，又没有塑料吊环，手握在金属扶杆上，于我便是一个小小的刑罚。如果坐在座位上，我这大个子见了妇孺不让座，也很不像话。

现代医学让化疗成了对付癌症的撒手锏。1956 年，有一位叫李敏求的医生，在美国国家癌症研究所，对一个垂危女患者进行了 4 轮化疗，救了她一命。按照当时的标准，已算治愈，但李医生执着于一项化验数据，非要把这个数字降下来。他不断用药，几乎是在治疗数字，最后终于把它降到了零。

对"痊愈"的病人进行如此治疗，这一行为激怒了专家委员会，他们一致同意开除李医生。几年后人们才发现，只有李敏求医生治愈的那个病人再未复发。李敏求以职业生涯为代价，催生了首个成人以化疗治愈的病例。他发现一个深刻而基础的肿瘤学原理：癌症在一切可见表象消失后，仍必须保持系统治疗。

很多人的化疗只做两三期，就因痛苦而放弃。我的8期化疗，坚持到第7期，副作用已影响到大脑、心脏、呼吸系统和四肢。医生叹气说："好吧，就让你毕业吧。"回头看，是这位医生救了我，也是当年的李敏求医生救了我。"额外的化疗"，必不可少。

二

苏珊·桑塔格曾感叹："死，是抽象的；我，是具体的。"桑塔格一生得过两次癌症。1980年，她这样写道："我的身体微微闪烁着幸存的光芒。"这个句子，确实应该属于她。1975年，她患上乳腺癌，治愈之后她写下了名作《疾病的隐喻》。只是命运戏弄了她，2004年，她再次患癌后去世。

1978年，她在《疾病的隐喻》中论述道："对那些希望发泄愤怒的人来说，癌症隐喻的诱惑似乎是难以抵御的。"最典型的例子是，20世纪30年代，德国人把犹太人比喻成癌症组织。她预言，未来有关癌症的话语会发生变化。当治愈率大幅提高，癌症隐喻必将发生重大改变。

可惜过了40年，癌症的隐喻还是隐喻。比方在中国，当人们大骂"直男癌""懒癌"，自称"尴尬癌"时，并没有考虑我们癌症病人的感受。

即使癌症病人本身，也把自己视为不吉利的象征。

化疗期间，我的一个好朋友喜得贵子。我跟太太前去道喜，到楼下我犹豫了一下，说："算了，就你进去送个红包吧。"我打了个电话给朋友："我这个倒霉蛋，就不上楼啦。老婆全权代表我。"对方似乎也接受了这种忌讳。深秋时节，寒风吹来，我站在车边，想到新生命就在这幢楼里，自己却像旧世界的麻风病人，着实有点悲凉。

我家餐桌上方的天花板上，呈一字形挂着3盏灯。中间那盏因接触不好总是闪烁不定，或者干脆熄灭。有时伸手一弄，就亮了。生病化疗时，中间这盏灯，被我当成了自己的象征。有时候，折腾很久也不亮，我就无比沮丧和紧张，认为自己就要完蛋了。尽管过去多年，那盏灯还是我的痛点。我也不敢换掉那一排灯，那是对生命的一种掌控感。

三

昨天家里的晚餐，是一只武夷山烧鹅。5年多前的一个夏夜，我在武夷山公路边的大排档里，吃的也是它，而且连吃了3盘炒田螺。山高月小，路边车灯不时闪过。喝着大瓶啤酒，我比平时更响亮地碰杯。

记忆如此清晰，是因为当时自知大事不好。就像一个清醒的囚犯，在入监的那个时刻，或接到生死判决时，他会自动记住当时的所有细节。

从那一天开始，癌症改变了我和所有人的关系，改变了我和世界的关系。它把我和家人，把身边的所有事，都拖入癌症轨道。整个家庭的运转，所有社会资源的动用，夫妻之间的一切互助，都以癌症治疗为中心。

病后5年多，我一直带着别致的"护身符"：上班的背包里，始终插着一本"输液港维护手册"，那是当年化疗时用过的。把遭遇过癌症的证据留着，似乎是一个免疫式的安慰。

癌细胞有多强大？《肿瘤传》的作者在实验室里研究白血病细胞已经30年了。这些癌细胞，一直在疯狂地分裂、复制，增殖从不停歇。要知道，这些细胞的源头取于30年前，那些病人已经死去30年了。这就是癌细胞骇人的力量。

从技术上看，这些癌细胞是永生的。不死的癌细胞，是生命的最佳

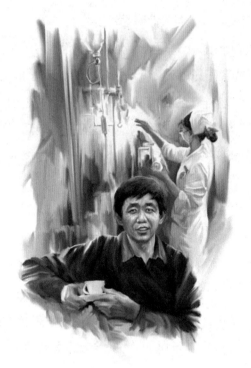

刘程民｜图

样本。

　　大半年前，我做了第 5 次全面检查。在做肠镜之前，麻药尚未起效，我听到那位端庄的中年女医生，突然对身边的实习医生说："已经 5 年了，今天没有发现问题，他就算治好了。"声音依然冰冷，但我听出了一丝欢愉。

　　抗癌战争还在继续，癌症发病率还在增长。对中晚期患者来说，幸存率依然很低。

　　医学家的建议值得所有人认真参考："我们应该专心于延长寿命，而不是消灭死亡。赢得这场抗癌战争的最佳方法，是重新定义胜利的含义。"

　　身为癌症患者，每多活一天，都是一种胜利。

我将死去，但仍前行

保罗·卡兰斯

2013 年，作为医生的他被确诊患了肺癌。于是，他写下了这篇感受生死的文章。遗憾的是，保罗·卡兰斯已于 2015 年 3 月 9 日去世，享年 37 岁。

当 CT 扫描完成后，我立刻开始看片子，诊断结果随即出来：双肺大片包块，脊椎变形。癌症。

我在神经外科的行医生涯中，曾和其他医生共同会诊过上千张片子，确认手术是否能带来希望。面对这张片子，我会在病历上匆匆写下几笔：癌症广泛转移——无手术指征。接着就继续干别的事情了。但是，这张片子不一样——它是我自己的 CT 扫描片。

我曾与无数病人和他们的家属坐在一起，讨论他们冷酷的前景——

这就是医生要做的最重要的工作之一。如果病人是 94 岁，患有终末期的失忆症，出现严重脑出血，谈话要容易些。可对于像我这样的年轻人——36 岁，并且确诊是癌症，能说的话就没有多少了。

我的标准说法包括，"这是场马拉松，不是冲刺，所以你每天得休息好"，以及"疾病可以让一家人四分五裂，也可以让大家团结起来——你们要了解身边人的需求，并且寻求外界支持"。

我从中学到了几条最基本的规则。谈到病情预后时需要坦诚，但又要留下希望的空间。说话时既要含糊又要准确："从几天到几周""从几周到几个月""从几个月到几年""从几年到十年或者更久"。我们从不引用具体的数据，通常也建议病人和家属不要在网上搜索关于存活期的数字，因为我们认为普通病人无法细致入微地理解数据。

在听到"X 疗法的生存率为 70%"和"Y 疗法的死亡率为 30%"时，人们的反应是不一样的。听到这样的表述，大家通常会蜂拥选择 X 疗法，哪怕这两种疗法的实际效果一样。

我的一个好友得了胰腺癌，结果我就成了他亲友团的医学顾问。尽管他们都是非常资深的统计学家，我仍然劝他们不要查找数据，跟他们说现在能找到的 5 年生存曲线至少落伍了 5 年。不知怎的，我总觉得光是这些数字还是太干巴巴了，或者说，医生在每天与疾病打交道的过程中，还需要根据当时的情况进行判断。更重要的是，我有这样一种冲动：保持希望。

你可能会以为，当我的肿瘤医生坐在我的病床边与我会面时，我不会立刻请她告诉我有关生存期的数据。但现在，我已经从医生的角色转到了病人那一头，我也和所有病人一样，渴望了解具体的数字。我希望她能认识到，我既了解数据，同时也知道关于疾病的医学真相，因此她应该能为我提供准确的、直截了当的结论。我能接受得了。

她干脆地拒绝："不，绝对不行。"她知道我会查找关于这种疾病的所有研究——我确实这样做了。但肺癌不是我的专长，而她是这个领域的国际权威。在每次看病时，我们都要进行一场角力比赛，而她总是闪躲着，不提及任何一个数字。

现在，我不再为一些病人执意追问数字而感到困惑了，我反而开始想，为什么医生在掌握了这么多知识，有这么多经验的情况下，还要把问题弄得这么云山雾罩。我刚看到自己的 CT 片子时，认为自己只有几个月好活了。片子看起来很糟糕，我看起来也很糟糕。我瘦了13.6 千克(30 磅)，出现了严重的背痛，一天比一天虚弱。

几个月来，我一直怀疑自己得了癌症，我看过很多年轻的癌症病人，所以得知结果时我一点也不吃惊。事实上，我还感觉有些如释重负。我接下来要做的事情很明显：准备去死。我大哭。告诉妻子她应该再嫁，然后为房贷筹钱。我开始给好朋友写迟寄的信。

可是，在我与我的肿瘤医生第一次见面时，她谈到了有朝一日我将重返工作岗位。那时我会是游魂吗？不会。可是，我能有多长时间？沉默。

当然，她不能阻止我大量阅读文献。在查找资料时，我总是想找到一份报告，能告诉我一个准确的数字。大量研究显示，70%~80% 的肺癌病人将在 2 年内死亡。这没有给我带来多少希望。可是话说回来了，大部分病人年纪都更大，而且大量吸烟。有没有一份研究针对的是不吸烟的 36 岁神经外科医生？我年纪轻、身体好，也许这会有帮助？又或者，因为我的病发现得太晚，又扩散到别处，我的情况远比那些 65 岁的吸烟人士更糟糕？

我的很多亲友对我讲述了种种故事，比如朋友的朋友的妈妈的朋友，或者叔叔的理发师的儿子的网球搭档得了和我一样的肺癌，现在已经活了10年。刚开始时，我寻思着这些故事的主角是不是同一个人，可以通过众所周知的六度分隔理论将他们联系在一起。我觉得这些故事无非是一厢情愿的想法和毫无根据的幻想。可是最后，这些故事渐渐渗入了我精通的现实主义的缝隙中。

接着，我的身体状况开始慢慢好转，这得归功于一种靶向药，专门针对跟我的癌症有关的某种特定的基因突变。我可以不用拄拐杖走路了，也可以说这样的话："嗯，我能幸运地活10年，这对我真的不大可能，不过也不是完全没有希望。"我还抱有一丁点的希望。

如果我知道等待自己的是几个月还是几年，前路或许会明朗很多。如果我还有3个月，我会去陪伴家人；如果我还有一年，我可以制订一个计划写完那本书；如果我还有10年，我可以回医院治病救人。"活在当下"的老一套说辞没什么意义：我应当拿当下怎么办呢？我的肿瘤医生只是这样说："我没法给你一个具体时间，你需要去发现对你最重要的事物。"

在癌症被确诊前，我知道有一天自己会死，但我并不知道那是什么时候的事情；在确诊后，我知道有一天自己会死，但仍然不知道是什么时候。而现在我已经深切地知道了，这并不是一个真正科学的问题。有关死亡的事实令人坐立不安。

医生们之所以不能向病人提供确切的预后，是因为他们做不到。有些病人的预期完全超过了合理范围——有些人希望自己能活到130岁，也有些人看到身上的一粒小痣就觉得死期将至——医生们有义务将对方的预期拉回到合理的可能范围内。

可是，合理的可能范围仍然十分宽泛。根据现在的治疗方案，我有可能在 2 年内死亡，也有可能再撑 10 年。如果你再将今后两三年可能出现的新治疗方案所带来的不确定性考虑进来，这个范围可能又会完全不一样。

病人想寻找的并不是医生们遮遮掩掩的科学知识，而是每个人都必须通过自己的力量找到已经存在着的真实性。

我清楚地记得一个时刻，那一刻快要将我吞噬的不安突然慢慢消退。那时，我想起了塞缪尔·贝克特写过的 9 个字，我在多年前上大学时读他的书，不过一直都没好好读，但在那个瞬间，这句话清晰地在我脑海中重现："我无法前行。我将前行。"我往前走了一步，反复咀嚼着这句话："我无法前行。我将前行。"接着，在某一个节点，我顿悟了。

现在，距离确诊已经过去了 8 个月。我的体力显著恢复了。经过治疗，癌症暂时蛰伏。我开始重返工作岗位。我拂去了研究手稿上的浮尘。我写得更多、看得更多、感受得更多。每天早上 5 点 30 分，当我按下闹铃，僵死的身体苏醒，而妻子仍在我身边酣睡时，我会又一次对自己说："我无法前行。"过了几分钟，我已经穿上了刷手衣，走在去手术室的路上。我仍然活着，我对自己说："我将前行。"

从不罕见

刘雪妍

黑场，灯光亮，登台，掌声起。主唱坐在轮椅上，吉他手甩起耀眼的白发，贝斯手身高超过 2 米，打击乐手却只到他的腰部……久违的聚会 8772，是 BTTZ 的变形，是"病痛挑战"拼音的首字母，也是瓷娃娃罕见病关爱中心发起人王奕鸥于 2014 年负责落地的"冰桶挑战"活动的拼音首字母。

8772 乐队现有的 7 名队员，均为罕见病患者或残障人士：崔莹和打击乐手张欣毅，与王奕鸥一样都是成骨不全症患者，即人们口中的"瓷娃娃"；程利婷因儿时突发小儿麻痹，坐上轮椅；键盘手小 M 也是肢体障碍人士；还有白化病患者谢航程，以及大高个的马凡氏综合征患者苏佳宇。

前贝斯手王瑶在台下专注地听着。他除了走路时左腿略跛，乍看起来与常人无异。他说，有时都快要忘记自己的病了。只是，牙齿或关节突然地出血，提醒着患有血友病的他，自己与其他人终归还是有些不同。

无论是现乐队成员，还是前乐队成员，大家笑言，加入乐队的基本条件就是"有病"。

2015 年 5 月，他们发出的"召集令"石沉大海，直到当年 9 月收到"融合·共生"艺术节的演出邀请时，他们还没排练过，只得自我安慰"如果一步到位，那就不叫梦想了"。

即使有专业的乐队老师给他们排练，那次演出也难言成功。《脆弱的力量》是他们唱的第一首歌，诞生在初次排练之前，来自一位成骨不全症的病友。虽然他脆弱到支撑不起自己的身体，但歌里也唱着海阔天高的梦想。

不博取同情，亦不掩藏真相，让更多病友和残障朋友从音乐中获得共鸣和力量，让公众透过音乐了解病痛群体的真实模样，引导社会正确看待并接纳病痛群体。

4 年后的全员同台，更像是一次久违的聚会。自成立起，乐队前后有过 10 位成员，有人离开，有人加入，有人回归，也有人坚守。

封闭与"折腾"

"你所面对的很多障碍，其实并不是你的身体带来的，而是这个社会的不够健全带来的。我们可以一个人正常生活，前提是社会对我们的需求给予考量。"这是利婷的感悟。她十几岁时参与一档河北广播节目组织的活动，大家坐着轮椅逛北京，她才知道外面的世界这么大，而自己是能走出去的。

利婷在度过了几年灰暗时光后，便开始了各种"折腾"。参加自学考试，练习轮椅舞蹈，学习平面设计，学英语，去世界各地旅行，开网店，她似乎一刻都没闲着。

跳伞、潜水、过山车、跳楼机，她都体验过，"特别享受那种未知感和刺激感"，虽然也害怕，但"害怕的感觉也挺好"。

利婷说，当外界投来目光时，她希望对方"首先看到的是一个人，梦想和爱情是基本追求，此外才是疾病标签"。她觉得自己和别人唯一的不同，是她需要在轮椅上做事，"F和弦对谁来说都难，并不会因为你没病它就变简单了"。

与疾病和解

长年"被注视"，他们一直在练习坦然面对。

奕鸥小时候经历过一次失败的手术，术后她戴上了大铁架子，走在路上稀里哗啦的声音引得满街人注目。那时她对所有人都抱有敌意，盯住每个看她的人，直到对方不自在地转移目光。后来，她理解了这种好奇，却始终无法接受。

在成骨不全症患者中，奕鸥算是病情较轻的，矫形手术后可以正常行走，但今年36岁的她，身高还是停留在11岁时的1.4米。

利婷曾自己去看画展，轮椅引来无数人的关注。路过长安街时，有警察来问她怎么没人陪。虽然她自我安慰，拥有引起别人注意的特点是好事，却还是不舒服。

她不解："一个人出门真的那么奇怪吗？"

8772乐队的公众号创建之初，王瑶就是主笔。从20岁到30岁，他几乎足不出户，音乐和写作成了他生活的全部，即使酷爱足球，也只能说：

"体育是不可能了，这辈子就看看音乐和文字吧……"沉默就像他爱用的省略号，出现在许多句子的结尾。

身体最痛苦时，他甚至想把膝盖锯掉，就算极度疲惫也无法入睡，"地上坐半宿，关灯再哭半宿"。

决定走出家门时，王瑶希望有个流动性强的工作，可以好好了解这个世界。心理建设做了许久，当打出第一通咨询电话，话筒里传来声音时，他却涨红了脸说不出话，羞愧得匆匆挂掉。"我知道谁也帮不了我，只有自己才能突破重围。"

封闭生活的那些年，王瑶写过一篇10多万字的童话——山间的铁矿石被春游的孩子带到城市，和书包里的可乐、薯片一起跳窗逃跑，开启冒险之旅。没想到，后来，他真的和性格迥异的伙伴进行了一次以音乐为主题的探险。

他记得，乐队成立一周年时，大家第一次集体去外地演出。那是安徽农村湿润的春日，村庄里弯月与星辰同在，未成熟的麦子笼罩在雾气中，呈现出油画一样的绿色。

闪亮的梦想

全部由罕见病病友和家属参演的舞台剧《罕见的拥抱》，崔莹也在其中。舞台上，她抱着吉他喃喃自语："吉他，你为什么那么重，为什么那么难弹呢？"有人问抱不动吉他、按不住弦的她，弹电子琴不行吗？她抬起头，眼里带着泪和渴望："可是我就是喜欢吉他啊，我想有人和我一起玩音乐，我想有人能听到我的歌。"

今年18岁的包珍妮患有一种叫脊髓性肌萎缩症的罕见病，随着年龄的增长，这种病会一点一点带走人的所有力气，包括呼吸的力气。

珍妮特别喜欢写诗，她用仅能动的一根手指写了很多诗。3 年前她许愿：希望有人能给这些诗谱曲，把它们变成好听的歌，让更多人听到。

8772 乐队为她的一首诗谱了曲。

"渺小得像沙砾一样的梦想，就不重要、不伟大，不值得被尊重吗？"在唱《小梦想》前，崔莹这么问观众。她想提醒大家，要记住心中那个闪闪发亮的小梦想。

世界已知的罕见病有近 8000 种，而且每年在增加。罕见病患者其实距离普通人并不遥远。

在 8772 乐队首张专辑的同名主打歌《从不罕见》里，队员们唱着"Never Rare（从不罕见）"和"谁也不必说抱歉"。他们在用歌声诉说着生命的尊严。

颈椎病的非医学因素

孙道荣

颈椎不适，朋友介绍了一位老郎中。闹市深巷寻得，望闻问切一番后，老先生忽然一声长叹，今颈椎病患者多矣，而致病原因知之者少。

愿闻其详。

老先生将目光从窗外收回来，说，人多从医学角度寻找颈椎致病原因，而鲜有关注非医学因素，此恰是很多颈椎毛病的病根所在啊。

今天的人，低头多了，抬头少了。多少人，只顾着脚下的路，却很少抬头仰望天空。一年之中，大部分人抬头看天的时间不足一个小时。星空、白云、飞鸟，那些高空中的景象，早已成为久远的记忆。

低头多了，于是，颈椎弯了。

今天的人，看近的多了，望远的少了。信息化时代，咫尺天涯，一

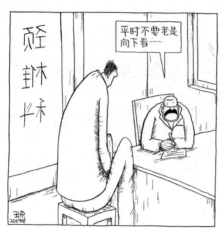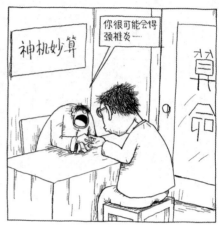

王　原 图

切仿佛都近在眼前，人们也更加乐意关注当下的事情、眼前的利益。

　　我们身边，有多少人多久没有眺望过地平线了？地平线的后面，是我们曾经多么神往的地方啊。现在我们看到的，往往是城际线，太阳早已升到半空了，我们还被挡在高楼的影子里。我们的目光，被掖在了裤腰带里。近处看多了，于是，颈椎变形了。

　　今天的人，哈腰的时候多了，挺胸的时候少了。钱权面前，美色面前……人们习惯了弯下他们的腰杆，而忘却了他们的胸脯，和他们的灵魂一样，本应该是高高地挺立的。哈腰多了，于是，颈椎曲了。

　　今天的人，点头的多了，摇头的少了。开会的时候，对领导的讲话，皆点头如小鸡啄米，很少能看到有人摇头，更难得听到反对的声音；讨论的时候，对专家的发言，无不俯首称是，鲜有不同的意见……你点头，我也点头，众皆点头，蔚为壮观。当点头成为一个习惯性动作，于是，颈椎也不可避免地习惯性下垂。

今天的人，东倒西歪的时候多了，挺拔威仪的时候少了。很多人，坐没坐相，站没站相，睡没睡相，走没走相，吃没吃相。

懒散颓废，萎靡不振，成了不少人的常态。没有纪律，不受约束，放任自流，于是，颈椎也跟着扭曲，变形。

老先生摇摇头，无奈地感叹，还有很多非医学因素，导致人们的颈椎越来越硬，越来越僵化，也越来越脆弱。今天的人，静的时候多了，动的时候少了；动心思的多了，动身子的少了；枕头越来越高了，梦想越来越矮了；床越来越软了，心思越来越硬了……这些，都是导致颈椎畸形的原因啊。

听老郎中所言，如醍醐灌顶。惊问良策。老先生将目光幽幽地投向窗外，人流、车流，滚滚向前。老人叹曰，颈椎乃人的顶梁柱，岂可小觑，岂能玩睨，岂敢不正？治颈椎顽疾，必先正情怀，壮元气，扩胸襟，一言以蔽之，无他，六字耳：挺胸，抬头，望远。

迷走族，别再"梦游"啦

榛 果

在微博上，"城市迷走症"成了一个流行词。但我们必须强调，"城市迷走症"不是病，只要调整心态，给自己注入正能量，很快就能驱散迷雾，开始美好的生活。

迷走症症状自查表

1.去过好几次的地方，仍然完全没有印象。

2.需要写下联系方式时，忽然怎么也想不起自己的手机号码。

3.做菜时，经常把盐当白糖用，醋与酱油分不清楚。

4.进电梯忘记按楼层，在电梯里上上下下好几回。

5.烧坏了好几口锅，原因是坐在电脑前压根儿没想起关火这回事。

6. 出门前习惯看手机地图，不然找不到目的地。

7. 一堆文件等着处理，却不知不觉在电脑前发了大半天呆。

8. 手机没电或没信号时，会焦躁不安。

9. 曾经敷着面膜出门。

10. 相信某些"魔咒"，例如萧敬腾会带来暴雨。

11. 常错把梦境当现实。

12. 坐地铁或公交车，时常因为刷微博或发呆坐过站。

心理解读：我们为何会迷走

社交阻碍：相较于现实中的社交生活需要大量的时间，还要顾及场合，网络给了迷走族太多自由发挥的空间和宣泄情绪的机会。于是，他们渐渐只把自己安放在网络里，微信、微博用起来没完，日子却越过越孤单。

关注力不足：美国北卡罗来纳州立大学的心理学家迈克·凯恩，曾在一天的8个随机时间里采集了学生的思维样本，结果发现部分学生80%~90%的时间都在思考别的东西，而并没有在关注自己正在做的事。我们都曾有过这样的体验，明明是很严肃的场合，却不由自主地泛起微笑，因为身未动，思绪早已飘走了。

恐惧未来：相亲无数、房子没谱、工作压力山大都是难以找到解决方式的大问题，这让许多人感到手足无措。于是，便容易像驼鸟一样把脑袋埋在沙堆里逃避，过着魂不守舍的生活。

心灵提案：走出你的梦游状态

一、你想过没有，也许手机自己也想安静地待上一会儿，而不是从你清晨起床时它就一刻不得闲，承载你所有的生活乐趣。跳过几条微博，错过几条微信，其实世界并不会有太大改变。把手机放下，你会发现，和朋友在街边的咖啡馆聊聊天，花时间精心做一道甜点，会让你的生活更丰富。

二、放低生活目标，少设定不切实际的目标，你就不会像失意的孔雀，拖着那一尾华丽而颓败的骄傲，患得患失。

三、吃些让情绪好起来的"快乐食物"，例如南瓜子、菠菜、黑豆、香蕉、火鸡肉等。

四、列一个愿望清单，在清单上划掉一项完成的内容时，能带来极大的满足感。

五、清空大脑，学会归零。当大脑长时间高速运转得不到休息时，思维会变得混乱，人会进入一种迷糊状态。按下暂停键，抛开一切思绪，做一些轻松的事情，思维会比平时更清晰敏捷。

六、布艺沙发已经脏兮兮，给它换一件漂亮的外套吧；在阳台上种植些花花草草，布置一个绿色小丛林……让自己做一回设计师，家里焕然一新的同时，你也会重新恢复活力。

从牛痘到抗生素

[挪威] 埃里克·纽特

李毓昭　译

危险的实验

18 世纪终了时，医学界开始对人体有了相当的了解。

医生们注意到一件奇妙的事情，就是某种疾病人一生只会染患一次，好像身体会"记住"那种疾病，保护自己不再受到感染。

天花就是其中的一种。土耳其某个村庄的农民很早以前就知道这件事，他们甚至找到了独特的预防方法：一有人染上天花，就用针刺患者的水泡，然后刻意用这支针刺穿健康人的皮肤，这些人就会染上天花，但是症状通常不会那么严重。

18世纪初期，英国贵族出身的蕾迪·玛莉·蒙塔古住在土耳其，她对农民的天花预防很有兴趣，便将这项技术带回了英国。

当时一个名叫爱德华·金纳的医生在英国中部的乡镇工作。

他和许多医生一样，使用蒙塔古所传的技术预防天花。他进而发现，在为挤牛乳或照顾母牛的女人们进行预防"接种"后，她们完全没有出现天花的症状，即使天花在四周肆虐，家人们一个个死去，这些女人也不会得病。挤牛乳的女性偶尔也会染上一种类似天花的疾病，这种病的毒性较弱，原本只有母牛才会染上，因此被称为"牛痘"。得过牛痘的人都不会得天花。为了确定这个发现，金纳认为必须跟学者一样做实验。于是在1796年，他在一名常在诊所出入的健康的八岁小孩的手臂上刮出两个小伤，再涂上取自牛痘水泡的液体。一星期后儿童发烧，但是很快就康复了。经过几个星期，金纳又在少年的手臂上刮出小伤，这回涂上的液体，是从天花水泡中抽出的，一不小心就可能致命。如果这个少年能继续活蹦乱跳，就表示金纳的假设没错，牛痘能预防天花。承蒙幸运女神的眷顾，少年没事。金纳借助这个极端危险的实验，证明了天花是能够预防的。他把这项技术称为"疫苗接种"，是取自拉丁文中表示"牛痘"的词语。到了19世纪，天花的疫苗接种已经广为世人接受，麻脸的人日渐稀少了。

葡萄酒为什么变酸

路易·巴斯德于1822年在法国的多尔镇出生，他从小就喜欢画画，长大之后，兴趣却转到了化学上。

1856年，有个酿酒厂主人要求面见已是著名化学家的巴斯德。这家酿酒厂向来都用传统方式酿酒，先把添加了酵母的葡萄汁液倒进大桶子里，然后放置几星期，葡萄汁液就会自然产生酒精成分。这种使汁液变成酒精的过程称为发酵。发酵一停止，葡萄酒就差不多酿成了。

但不知为什么，有许多酒会在最后的装瓶阶段变酸，以致常常无法交货。

酒厂主人请巴斯德无论如何都要查出葡萄酒变酸的原因，巴斯德于是从酵母本身着手。

经过几个月研究酵母和发酵的关系之后，他终于发现酵母中的小颗粒其实是活的，这些颗粒会不断增生，摄取养分，做运动，逐渐地长大，简直就和生物一样。我们现今把这种小生物称为"菌"。葡萄汁添加了酵母菌之后，这些小菌会"吃食"汁液所含的养分长大，并且不断地繁殖。酒精就在这个过程中产生，因此，酒精可以说是酵母菌的"排泄物"。

那么葡萄酒为什么会变酸呢？巴斯德发现，美酒中的酵母菌是圆形的，酸酒中的却是细长形的，形状不一样是不是表示菌种本身不同？巴斯德进一步探查，又发现细长形的菌体和酵母菌是两回事，这种菌体"排泄"的不是酒精，而是有酸味的物质。这也就是说，要防止葡萄酒变酸，只要把这种菌体杀掉就行了。方法不难，巴斯德只是把葡萄酒加热到50℃，就消灭了不受欢迎的菌体。

这个技术立刻在酿酒业者之间流传，没多长时间，酿酒师就不再为葡萄酒变酸的问题烦恼了。这个技术——现在称为"低温杀菌法"——后来也被用在酒类以外的饮料上，例如牛奶。凡是用这种方法杀菌的牛奶，包装盒上都会标示着"低温杀菌"。巴斯德因为这件事被推崇为"葡萄酒业界的救世主"，可是他并没有止步不前。

巴斯德领悟到，自然界里充满着微生物，而微生物的作用并不只是使果汁发酵，或是让葡萄酒变酸。他在1858年发表了全新的学说，主要内容是：如果微生物会危害葡萄酒，那么对人体应该也会，也就是说，人患病的症结就是微生物！这种微生物后来被命名为"细菌"，巴斯德的学说也就被称为"细菌病因说"。

巴斯德的新贡献

1880 年夏天，巴斯德的一名助手负责为实验用的几只鸡注射霍乱菌，通常鸡一被注入霍乱菌就会立刻发病而死。

可是因为那时候正好放暑假，助手忘了为鸡注射。装有霍乱菌的容器就在暑假期间搁着，等到暑假结束，才拿出来注射。结果出人意料，那些鸡并没有在短时间内死去，它们只是稍有点不适，很快就恢复精神了。

于是重新为这些鸡注射"新鲜"的霍乱菌，结果更是惊人，这回鸡根本没有发病！巴斯德想起金纳的天花预防接种，看来助手是在无意中为鸡注射了疫苗。巴斯德于是找来几只鸡，重复同样的步骤，并且用各种方法进行试验，终于制造出了有效的疫苗。这是继金纳之后，第一次制成的疫苗。

现在的问题是，制作疫苗的技术是否也能用来对抗其他疾病。1881 年，巴斯德着手制造炭疽疫苗。炭疽是侵袭牛、羊、猪等家畜的疾病。巴斯德依照之前处理鸡霍乱的方式，首先调制减弱炭疽病原菌的水溶液，然后注入 25 只羊的体内，这些羊在几天之内显出症状，却没有死。然后巴斯德又在羊身上注射活的炭疽病菌，羊群果然没有得病！这个实验证明了他的假设是对的。

既然这种疫苗对动物有效，是否也能做出对人体有用的疫苗？

巴斯德和助手商量之后，决定先试做恐水病的疫苗。恐水病又名"狂犬病"，是狗常有的疾病，染病的狗会出现狂乱的行为。狂犬病最可怕的地方是被咬的人也可能发病，而一旦发病就要痛苦一个月以上才会死去，所以是当时的人们最害怕的疾病之一。对巴斯德来说，这种疾病能同时传给动物和人是一个优点，因为制作的疫苗可以先在动物身上试打，然后才给人使用。

为了证明狂犬唾液中的某种成分就是病原，巴斯德做了许多实验。被狂犬咬到的人，脑部会受到侵袭。巴斯德知道这一点，就先把得病的狂犬脑部晒干磨成粉末，调成水溶液，以减弱溶于水中的病原菌，再当成疫苗注射在狗身上。巴斯德重复做了许多次这个实验，终于制成预防狂犬病的疫苗。1885 年 7 月初，有一名少年被带到他的实验室，这个名叫约瑟夫·迈斯塔的少年被疯狗咬了，如果不想个办法，可能活不到秋天。少年的父母相信巴斯德，让他为儿子注射了 12 支狂犬病疫苗。幸好疫苗发挥了效力，正如巴斯德所期待的那样，迈斯塔捡回了一条命。人类可以用的最早的狂犬病疫苗也就此诞生了。

由于这次的成功，支持巴斯德的"细菌病因说"的学者越来越多。许多学者开始针对其他疾病的疫苗展开激烈的研发竞争。1897 年出现伤寒疫苗，1913 年白喉疫苗研发完成。

过去这些疾病一年要夺去几千名幼童的性命。脊髓灰质炎（小儿麻痹症）长期以来都是人们所畏惧的疾病，但是在 20 世纪 50 年代，也因为有了疫苗而几近绝迹。到了 20 世纪 60 年代，麻疹、风疹、流行性腮腺炎等的疫苗也都出笼了。以往几乎每个小孩都会至少得一次这些所谓的"幼儿病"，现在罹患这些疾病的小孩已经很少见了。

由此我们就可以理解，天花疫苗最早出现，天花也最快从地球上绝迹的意义。第二次世界大战结束时，世界卫生组织成立。这个由联合国运作的机关为有天花患者的所有国家的所有国民进行预防接种，获得了极大的效果，并在 1977 年宣布天花已被消灭了。人类最后罹患天花的人是一个埃塞俄比亚男性。现在这种危险的天花病毒只留下少许，保存在几个研究机关里。

抗生素的诞生

光靠一种疫苗有时候并不够，而且即使做了疫苗接种，也可能因为得过某种疾病，使得免疫系统无法顺利应付新的病原菌。

例如会强烈产生全身症状的败血症，就是由病原菌——致病的细菌——所导致的感染症，以前有许多人因此病而死。败血症有时会因手指上的一点小伤而发病。最早治疗感染症的方法纯粹是在偶然间发现的。1928 年，在伦敦一家医院值班的医师亚历山大·弗莱明有一天不经意地发现，容器里的细菌都死了，因为上面有一层绿色的霉。霉是一种菌体，当时已为人所知，这种绿色的霉就称为"青霉菌"。

弗莱明这时忽然想到，或许可以用这种青霉菌来击退病原菌。可是，要在实验中培养分量足够的青霉菌并不容易。事实上，他总共花了 10 年，才培养出大量这种细菌。1944 年，使用青霉菌做成的药物终于问世。这种药物被称为"盘尼西林"。光是使用盘尼西林的第一年，就拯救了好几千名在第二次世界大战中受伤的士兵。

可是，盘尼西林并不是对所有病原菌都有效，其中尤以对结核菌最为无力。有些学者相信一定还有其他细菌可以做成药物，就继续研制新药，并在 20 世纪 40 年代终了时制成最早的结核菌特效药。由于这种药物，结核才变得能够治疗。对抗其他病原菌的药物也陆续研发出来，这些药物被统称为"抗生素"。在现今时代，抗生素已成了医生不可或缺的治疗用药。

盘尼西林在医疗上使用五十多年后，医师又面临另外一个问题：新型的病原菌不断出现，原先所仰赖的抗生素变得效用全无。这种病原菌已经对抗生素产生抗力，亦即具有"耐力"，因此早该在世界上消失的疾病，又在世界各地卷土重来。结核病就是一个例子，在发展中国家，依然不断有人死于结核病，而且如同先进国家在百年以前的情况，变成很常见的疾病。

有耐性的病原菌也可以说是进化论的现成例子。所有物种都会随着时间逐渐变化，病原菌也是生物，而且有不计其数的种类，进化论对这些病原菌当然也适用。有极少数病原菌能够忍受抗生素，它们能在因抗生素而改变的环境中存活，并且留下后代，这些后代也继承了上一代的特质，于是就出现了耐得住抗生素的病原菌。耐不住抗生素的病原菌都一个个死去，最后只剩下具有耐性的病原菌不断繁衍。

病原菌实在很善于适应环境的变化，有些竟然能在几个月之内就习惯新的抗生素！如果病原菌照这样进化下去，以后我们要如何对抗疾病呢？有许多学者已经在为未来感到忧心。

人和病原菌一直都在对抗，这场战争可能永远也不会终止，因为病原菌的进化，以前的特效药失去了效用，全新的病原菌还会源源不断地出现！感冒病毒就曾在1918~1920年肆虐，夺去世界上约1500万人的性命。

20世纪80年代，可怕的艾滋病毒（HIV）开始流窜，目前已经有数千万人受到感染。

而在1995年，埃博拉病毒也使数百人在短时间内死亡，远比艾滋病毒危险。这种疾病会不会像过去的瘟疫一样，在人类还无法控制时蔓延开来，目前还不知道。无论如何，要避免"新瘟疫"的扩展，就必须尽快做更进一步的研究。

夺命禽流感

蒂姆·阿彭泽勒

生死之间

三个星期以前，小顽被埋在她家的棚屋后面。粗矮的坟茔由混凝土垒筑而成，它的一侧是鱼塘，另一侧则是一片青黄相间的稻田，就像其他散布在越南乡下的坟墓一样。顽的家人把小女孩生前心爱的几件物品一一摆放在墓前：一把给洋娃娃坐的椅子，她搜集来的几粒贝壳，还有一双塑料凉鞋。

顽的父母去地里收割水稻了，她的几个亲戚正在追思这个刚刚死去的小姑娘。"她还那么小，只有 10 岁啊。"顽的祖母坐在一张吊床上说，"她很乖，是个好学生。看看她姐姐，你就知道她什么样儿了。"17 岁的姐姐很害羞,远远地站在一旁。顽的祖父很哀伤,一语不发,在墓前点上一炷香。

在越南湄公河三角洲这块土地上,一般而言外面的世界并不会怎么关注一个因传染病而死的小孩。

然而,顽的死,却引起了全球的警戒。

为什么会这样?因为顽死于流感。

人们往往低估了流感的厉害。每年美国有 3000 万~6000 万人受到流感病毒的感染,有 3.6 万人因此而丧命。这还是指普通流感,不过,在东南亚夺人性命的那种疾病可不是普通流感。这种流感的首要受害者是鸡,超过 1 亿只鸡或直接死于流感病毒,或在那些常常徒劳无功的防疫控制手段中被扑杀。美国圣犹大儿童研究医院的罗伯特·韦伯斯特研究流感病毒已经有 40 年了,却从来没见过令顽丧命的这类病毒。

这类病毒被命名为 H_5N_1。"到目前为止,它能完成第一步,也就是从动物到人的传染,但是在人际传染就没有那么容易了。"韦伯斯特说,"谢天谢地,要不然我们就有大麻烦了。"

毕竟,这种情况以前发生过。

梦魇依旧

1918 年,第一次世界大战中残酷的堑壕战进入最后一年,战争之外的原因开始夺去人的生命。超过 5000 万人在那场流感中死亡,至少是在战争中死亡人数的 3 倍。患者病倒时会发烧,伴有剧烈头痛和关节疼痛。很多患者正值青年时期,也正是那些通常对流感不屑一顾的人。

受害者中约有 5% 的人死亡,有些患者得病两三天就死了,死者的脸色呈现吓人的紫色,因为他们基本上是窒息而死的。医生打开死者胸腔时非常震惊:正常的肺叶重量很轻,并富有弹性,但他们的肺却重得像浸透水的海绵一样，里面满是带血的体液。

在东南亚，人对禽流感的恐惧与固有的传统发生了冲突，因为鸡在当地的文化和膳食当中占据着重要的地位。在泰国，人们为了祭拜 16 世纪一位喜欢斗鸡的英雄，把公鸡做成塑像送到神庙里去。另一方面，鸡肉加工厂在泰国创造的产业价值达到 10 亿美元，但禽流感在 2004 年一年间摧毁了整个产业，因为世界各国得知泰国爆发禽流感后都对泰国的家禽实施了禁运。

不解之谜

越南胡志明市热带病医院的医生陈静贤正把一些 X 光片贴到灯箱上，这些片子很能说明问题。第一张 X 光片是那个 18 岁的姑娘患禽流感刚住院时拍的，可以看到她的胸廓底部出现了一片发白的云状物，肺部位置积着体液。第二张片子摄于她入院 4 天后，上面的云状物已经扩散到整个胸腔。"所有的肺组织都已经坏死。"陈医生说，"即使在我们给她治疗的时候，组织的坏死仍在继续。"一周后，这个姑娘去世了。

陈医生和他的护士们 2005 年整个 1 月份都是在忙这件事，当时由这种最新型的病毒引发的禽流感疫情在越南南部达到了顶峰。他们把一间通常为疟疾和登革热患者预备的有 50 个床位的病房改为隔离病房。

他们用氧气面罩和呼吸机来维持病人的生命，还使用了一种昂贵的药物奥司他韦胶囊给病人做治疗，这种抗病毒药物能对付 H_5N_1 病毒。他和护士们为了救治医院里的 9 名禽流感患者已经竭尽所能。"不幸的是，"他说，"他们谁的命也没保住。"

事实上，H_5N_1 病毒并不总是致命的，也有人受感染后情况可能相当轻，甚至自己都没注意到。但是，凡是收治过受禽流感病毒严重感染的病人的医院，病死率的记录都相当骇人听闻。

自1997年一种H_5N_1病毒毒株首次进攻人类以来，情况一直都是这样。当年的H_5N_1病毒是目前肆虐亚洲的禽流感病毒的近亲。1997年初，H_5N_1病毒导致了香港新界乡村地区的许多只鸡死亡。此前，还没人认为禽流感病毒会直接威胁人类，但这一次的病毒打破了常规。

1997年5月，一个3岁的男孩因咳嗽和发烧住进了一家香港医院。

他的症状迅速恶化并出现呼吸困难。医院给他使用了大量抗生素药物和呼吸机，但只维持了不到6天时间他就死了。流感专家惊讶地发现，在这个男孩气管的分泌物中含有一种H_5N_1病毒。而且，这种病毒与导致大量鸡死亡的是同一种病毒。

他的死亡似乎仍然像是个偶然的意外。但是到了那年的晚些时候，香港各地又有17人因类似的症状住进医院，而且检测证实他们感染了H_5N_1病毒。受害者中有多人曾经去过港岛的一个活禽市场。

年复一年，H_5N_1病毒和其他禽流感病毒互相交换基因，产生出各式各样的H_5N_1病毒的新型变体。于是，香港年复一年地遭受到各种变型后的新流感病毒的围攻。

现在，H_5N_1毒株已经在亚洲的一半地区造成鸟类的感染和死亡，仅在2004年禽流感造成的经济损失就超过了100亿美元。

H_5N_1病毒让人恐惧加深，很大程度上在于我们对它了解甚少。首先，它如何致人死命就是个谜。在鸡体内，这种病毒侵染到全身各个器官——内脏、肺部、脑部、肌肉。在人体，则像1918年的那场流感一样，病毒首先摧毁的是肺部。

香港大学的研究者发现，受害者自己的免疫系统也可能是问题的一部分。病毒使人体的免疫系统对其做出反应，产生大量化学信号，把白细胞吸引到肺部，然后在那里引发大面积的炎症反应。"这好比是招来许多装满炸药的卡车。"领导这项研究工作的马利克·佩里斯说。健康组织死去，血管破裂，并造成肺部积水。

但是，H_5N_1 病毒致人死亡的方式很有可能不止这一种。今年胡志明市的研究者，其中包括杰里米·法勒，在一个死于昏迷的小男孩体内发现 H_5N_1 病毒，男孩的脑部发炎，但是肺部直到孩子死去前才出现症状。法勒认为，这意味着病毒可以扩散到全身各处。

这是禽流感病毒的另一个神秘之处。还有，人类究竟是怎么被传染的仍然是一个未解之谜。

不过，最大的问题是这种病毒会不会像普通流感病毒那样扩散。

"人际传染是我们都不想看到的情形。"罗伯特·韦伯斯特说。但是，H_5N_1 病毒已经让专家受了好几次惊吓了。

危机四伏

谁也不想坐等 H_5N_1 病毒先发制人。而且大家都同意，阻止这种病毒危害的最佳方法，就是在家禽中根除 H_5N_1 病毒，这样也就不会传染给人了。这种办法很简单，但却并不容易做到。

2003 年到 2004 年的冬天，越南大多数省份都爆发了 H_5N_1 病毒疫情，数千万只鸡被扑杀。没想到禽流感 2005 年再次来势汹汹地卷土重来。

2005 年 2 月，联合国粮食和农业组织在河内的代表安东·瑞辰简直要发狂了。面对满屋的官员，他说："真该死！为什么一年后，我们还坐在这里面对一场模式跟去年完全相同的流感？"一年的会议和各项紧急措施根本没撼动那些造成病毒扩散的成熟条件。

在越南乡村，鸡在庭院里啄食，在灌木丛里乱钻，和其他农场的家禽混在一起。家禽市场给病毒基因的交换提供了平台，那些未售出的家禽可能把各种感染上的病毒带回家。养殖户在自己的家禽染上禽流感后一般不会主动报告疫情，再眼看着自己的家禽被扑杀，因为政府提供的补偿金还不到这些家禽市场价的一半。

死里逃生

1968 年香港流感花了一年时间才传播至全球。30 多年后，越来越多的人乘坐飞机旅行，因此足以将传播时间减半，也使我们能以疫苗来延缓病毒扩散的机会大为缩减。

病毒不需要护照或签证。假定 H_5N_1 病毒真的像大家都害怕的那样，变异成能够通过人际接触传染，那么在某个地方，局部禽流感的星星之火将会有燎原之势。一个人得了禽流感，就会传染给他的家人，然后再传染给朋友和邻居。随之而来的，可能将是几何级数的扩散。

如果在亚洲导致家禽和人死亡的 H_5N_1 病毒获得了人际传播的能力，由此引起下一波全球性的大流行病，死亡人数据估计将在 1.8 亿~3.6 亿之间，这是对比 1918 年与现在的生态环境、病毒变异、死亡人数而推算出来的。

一些国家在匆忙备战即将到来的大流行病。因为达菲有预防且治疗 H_5N_1 病毒的效果，所以各国政府购入大量达菲以建立药品储备，英国订购的药品足够 1500 万人使用（占总人口数的 1/4），美国则选择了规模较小的药品储备，到目前为止仅够治疗 230 万人。2005 年 8 月份，针对变异的病毒制成的疫苗已经在人体测试中显示出成功的初步迹象。美国政府已经订购了 200 万剂这种疫苗。但是对一个人口接近 3 亿的国家来说，200 万剂疫苗所提供的保护还远远不够。

　　所有的预防措施要取得成功，前提是必须在几个星期内就察觉到病毒的暴发，而且病毒刚开始传播的速度必须比较迟缓。在今天来看，这其实很难。

　　但有一点是肯定的，那就是：某一种新型的流感大流行病将在某一天来临，并在某一天成为过去。然后这种致命的毒株将随时间的流逝被我们的免疫系统驯服，渐渐淡出，变成一种不起眼的、招人烦的普通流感。

　　即使是最严重的流感也不例外。去年冬天你得流感了吗？也许它就是1918年西班牙流感的直系后代。如果是这样，那你的运气不错。

　　因为，1918年流感病毒的后代在今天已经是一种比较温和的流感毒株了。

管好你的身体

[美] 迈克尔·F.罗伊

米思瑞　编译

如果把你的身体比作一个家，那么你的骨骼就是支撑你家房屋的框架，你的肺是通风系统，大脑是保险丝盒，肠子是管道系统，你的嘴便是食物处理机。

你的心脏将成为供水中枢，你的体毛是草地，尽管有的人长的"草"多，有的人长的"草"少。你身上过多的脂肪就好像是堆在储藏室内的废物，是被你的配偶天天唠叨着要丢出去的垃圾。

这个家中如果灯泡坏了，你不用去请电工；管道稍有堵塞也不用麻烦管道工。只要认真学习，你将成为你自己身体的专家。以下的介绍能使你更好地了解自己的身体。

用身体的平衡能力来评价你的大脑。你的平衡感觉是脑力强弱的一个标志，平衡能力是可以锻炼出来的。如果你年过 45 岁还能闭眼单腿站立 20 秒以上不倒，你的脑力则非常棒。还可以用哑铃来发展你对平衡的本体感受，这是一种身体定向的组合动作，可帮助实现平衡并刺激神经通道。可是举重器械就达不到这一目的，因其重量总是固定在一个位置上。

足够多的研究表明，每天喝少量咖啡会有效地减少患帕金森氏症或老年痴呆症的风险。尽管原因尚不详知，但咖啡因的作用是显著的。

咖啡、茶和无酒精饮料均含咖啡因，但对于某些人，过量的咖啡因反倒有害健康。

大约有一半的心脏病患者从未感觉到任何征兆，因而没意识到自己患上了心脏病。最通常的征兆是：胸闷，身体上部不适，出冷汗，恶心，突然极度疲倦（未失眠）。

为什么有些人心脏病发作时右臂很痛，而心脏所在的左侧手臂则不痛？这是因为心脏的神经并不直接感知疼痛。当心脏有毛病时，心脏的神经在电信号的处理上就不稳定。因此在神经信号经过脊椎时会使其他神经短路，造成手臂痛，或胸部、口腭不适。如果信号不经过脊椎，你便会对心脏毛病无感觉。

有人喜欢弯曲指关节发出噼啪爆响。这会导致关节炎吗？不会，当你弯曲手指时，指关节错动。所排挤的高压气体摩擦发出噼啪声，它不会造成伤害，但注意不要使关节产生痛感。

一般男性比女性更能喝酒。这与男性的豪爽逞强无关，主要是男性具有的酶能在酒精进入血液之前便将其化解；而女性肠壁所含的酶没有男性多。此外，女性体内的水分少于男性。

不定点减肥方案不可行。比如你有"将军肚"，或大腿积聚的脂肪过多，那么只做仰卧起坐或下蹲运动是无法减肥的。因为减肥是一项全身性的协调运动。请注意一下已经减肥成功的人。你最先发现他的哪一部位有了变化？是脸面。可是我们并没有见到有人在健身房专做脸部活动。

这说明身体能统一指挥燃烧各处的脂肪。

如果你想在某一部位练就发达的肌肉，可以通过健身计划使肌肉美观、结实。但要想使某一部位脂肪消除，必须要通过整体的有氧运动计划，坚持锻炼和吃控制热量的饮食。

激素能控制人的情绪吗？实际上情况正好相反，是情绪通过大脑中的生物化学反应来控制人的激素。比如与恐惧相伴的是一组大脑化学产物，它们使人警觉并做好逃离的准备。此外，喜悦的情绪会触发大脑释放出令人安慰和镇静的化学物质。紧张会造成持续释放应激激素，它会损伤大脑中管学习和记忆的关键部位——海马。

怎样补充维生素最合理？一般可以服用药丸。但决不可用药丸来代替蔬菜和水果。食物除有生化意义外还为人提供能量。单靠一种营养物是不可能防癌抗心脏病的，必须是各种食物成分的组合才能完成防病治病的任务。自然为我们提供的食物完全能保证人的健康，因此食物治疗将是医学研究的下一个前沿课题。

我们的生活方式健康吗

王淑军

吃什么

谷类仍是我国居民的主食，新鲜蔬菜的食用率也较高。但是，约40％的居民不吃杂粮，16％的人不吃薯类，而杂粮及薯类中富含的膳食纤维可降低慢性疾病发生的危险。对健康无益的油炸面食，则占居民食用率的54％。居民在以谷类食物为膳食主体的同时，还应经常吃一些杂粮、薯类等。

猪肉是我国居民消费的主要肉食，占居民食用率的94％，牛羊肉、禽肉及水产品的食用频率较低。鱼、禽、蛋、瘦肉等动物性食物是优质蛋白质、脂溶性维生素和矿物质的良好来源。其中，鸡、鱼、牛肉等蛋白质含量较高，脂肪较低，而猪肉的脂肪含量高。应提倡多吃牛肉、禽肉及鱼肉等，适当减少猪肉的消费比例。

奶及奶制品、大豆及其制品在我国居民中的消费依然较低，农村明显低于城市，四类农村鲜奶饮用率仅为大城市的1/10，这对于促进居民骨骼健康、防止骨质疏松和贫困地区预防营养不良都极为不利。

调查发现，我国居民膳食提供的钙质普遍较低，平均只达到推荐供给量的一半左右。而奶类除含有优质蛋白质和维生素外，还含有丰富的钙，且利用率也很高。应提倡我国居民消费奶类及其制品。

青少年饮用饮料的比例明显高于其他年龄段人群，饮用率达34％，且果汁饮料的饮用率低于其他饮料。研究指出，青少年经常饮用碳酸饮料，易导致发胖，不利于牙齿发育，可引起骨质疏松等疾病。

怎么吃

居民不吃早餐的比例较高，达3.2％。青年人高于中老年人，城市高于农村，大城市高于中小城市；四类农村不吃早餐的比例明显高于其他农村地区，且高于城市。早餐是一天中最重要的，是能量和营养素的重要来源。不吃早餐时，能量和蛋白质摄入的不足不能从午餐和晚餐中得到充分补偿，容易发生维生素A和B、铁、钙、镁、铜、锌等营养素的缺乏，影响认知能力，学习、工作效率和身体耐力，还可能发生肥胖。

居民在外就餐的比例达15％，城市居民的比例达26％以上，明显高于农村。男性明显高于女性，青年人高于中老年人。在外用餐成为许多家庭饮食生活中的重要组成部分，但也带来许多问题。首先，在餐馆就餐的膳食能量密度（食物能量和重量）摄入均显著高于在家就餐。在外就餐过频，会导致就餐者体脂含量增加，成为心脑血管疾病、高血压、高血脂等慢性病的危机因素。其次，许多餐馆的卫生条件不合要求，增加了传播疾病的机会。

补什么

我国 15 岁及以上居民消费营养补充剂总体水平较低，达 4.9％。

研究表明，适度使用复合维生素补充剂与降低先天缺陷、冠心病、结肠癌和乳腺癌有关，消费复合维生素和矿物质可使老年人患感染性疾病的天数降低 50％。

孕妇和乳母钙、铁、叶酸等营养补充剂的使用率处于较低水平，孕妇叶酸补充剂的使用率为 20.5％。研究表明，孕前 1 个月到孕早期 3 个月，每日服用叶酸，可降低胎儿神经管畸形的发生率。而我国部分地区育龄妇女红细胞叶酸总缺乏率达 30％。又如，我国孕妇贫血患病率达 29％。

2 岁以内儿童营养补充剂的使用率仍然处于较低水平，仅为 31％。

同时，婴幼儿时期辅助食品添加存在不合理现象，过早添加和添加不及时同时存在。微量营养素的不足，尤其儿童营养不良、铁缺乏和维生素 A 缺乏对婴幼儿的脑发育和智能发育的影响具有终生意义，关系重大。

戒烟吗

我国目前男性吸烟者约达 3 亿，约占全球吸烟者的 1/3，每年造成的经济负担为 3.5 亿美元。我国居民吸烟率为 24％，其中男性为 50％，女性为 2.8％。我国吸烟者的吸烟频率、吸烟量较高，约半数的男性吸烟者每天吸烟 20 支以上。

我国吸烟者的戒烟率为 1.4％，戒烟成功率则仅为 1％，5.3％的复吸率远高于戒烟率。这说明一小部分人开始戒烟的同时，更多的人又重新开始吸烟。调查表明，复吸的原因主要是缺乏支持、指导或生活、工作太紧张的缘故。

吸烟仍是目前威胁我国居民健康的主要因素之一。

限酒吗

我国居民现在饮酒率为21％，与1991年相比增长了17.3％。男性饮酒率高于女性，农村又高于城市。近一半饮酒者平均每周饮酒1~2次，每天或几乎每天饮酒的男性为40％，女性为30％。饮酒以白酒为主，比例为50％，又以高度白酒的饮用频率最高，其次为啤酒和白酒混用。37％的现在饮酒者平均每次饮用白酒100~149克（2~3两）。慢性酒滥用可损害心血管系统、消化系统、免疫系统、内分泌系统、中枢神经系统并影响生殖系统，酒精导致的精神障碍发病率与酒精的消费同步增长；过量饮酒的女性其乳腺癌发病率高于不饮酒女性。

但近年来的国外研究显示，同不饮酒者和重度饮酒者相比，少量适度饮酒能够降低冠心病和心肌梗死等疾病的患病率和死亡率。尽管如此，但其机制至今尚未得到证实，且适量的程度难以把握，个体差异较大，不宜向公众笼统宣传饮酒对心血管有益，不建议为预防心血管疾病而饮酒。

张弛有度否

我国居民参加锻炼的比例仅为14％，其中城市居民为24.6％，农村居民为10％。经常锻炼的人群中，中青年人的比例最低，老年人最高，这与西方国家恰恰相反。许多成年人久坐少动，看电视等是他们闲暇时的主要内容。中青年人群是社会的主要劳动力，他们的健康状况关系重大。

我国6~12岁儿童平均每天睡眠时间不足10小时的比例为69％，

13~17 岁儿童平均每天睡眠时间不足 9 小时的比例为 58.5%，成年人睡眠时间不足 7 小时的比例为 10% 左右。睡眠时间不足的比例均为城市高于农村。建议学校遵守国家规定的中小学生作息时间，家长少让孩子上辅导班，培养孩子养成良好的睡眠习惯，保证充足的睡眠时间，以利于孩子的健康成长。

专家评析

中国疾病预防控制中心研究员胡小琪：开展关于早餐的营养教育，尤其针对青年人，让人们认识到早餐的重要性，坚持每天吃早餐，并且要保证早餐的营养需要。同时，开展在外就餐对健康影响方面的研究，对我国居民在外就餐行为及其影响进行调查与分析。

中国疾病预防控制中心研究员杨晓光：制定适合我国人群的推荐适宜饮酒量，指导人们合理饮酒，减少与饮酒有关疾病、伤害的发生。

中国疾病预防控制中心研究员马冠生：我国居民的体力活动模式与膳食模式一样，正在逐渐"西化"，需要建立监测系统，同时进行干预。建议体力活动充分的居民应继续保持这种生活方式，并适当参与更多的体力活动，而体力活动缺乏的居民每天至少累积 30 分钟中等强度的体力活动，最好坚持每天 60 分钟的中等强度体力活动。

原卫生部疾病控制司慢性非传染性疾病预防控制管理处处长孙灵芝：上述种种不健康的行为和生活方式，与我国慢性疾病的患病率不断上升不无关系。由此看来，我国居民的行为和生活方式亟待改善，个人、家庭、政府及社会各界应积极行动起来，倡导人们改变不健康的行为和生活方式，降低慢性疾病患病危险因素，健康每一人。

日本食品添加剂之神的背叛

东 仁 陈 言

1973 年，毕业于日本山口大学化学系的安部司找到了一份工作——在食品添加剂公司做销售员。亚硝酸钠、山梨酸钾、甘油脂肪酸酯……看到这些化学品，他有些惊讶：这些东西竟被用在我们吃进嘴里的食品中。

很快，这些"魔法粉末"，让安部司尝到了越来越多的乐趣和成就感——十年间，安部司成了食品添加剂公司的首席推销员。

安部司的绰号很响亮——"添加剂活辞典""食品添加剂之神"。

他甚至渴望创立全国第一的添加剂公司。

他坚信，自己是在为食品加工厂排忧解难，帮他们用最低的成本做出好卖的产品。

但是，一个偶然的转折，安部司却"背叛"了那个充满"魔法粉末"

的世界，抛弃了当初的宏大理想。

今天，57 岁的安部司出书、演讲，告诉人们每天填进肚子里的食品是怎样加工而成的，揭开添加剂世界里那些不为消费者所知的"内幕"。

"我是亲眼见证食品添加剂生产过程的人，也是亲眼见证食品生产'幕后'的'活证人'，而这些情况是从事理论研究的人根本看不见的，只有我这样的人才知道。"安部司说。

"背叛者"安部司并非简单地"反添加剂"。他说，一味强调食品添加剂的危险毫无意义，它们使食品更便宜、快捷和方便，而且绝大多数都是遵照国家安全标准使用的。

他主张的是添加剂信息公开——让消费者知道他们究竟吃了些什么，然后自己做出选择。

安部司甚至从社会伦理的角度反思添加剂的影响：需要花费时间、积累技巧的传统工艺被抛弃，赝品的味道被认为是真品的；人们，特别是儿童，会认为食物得来轻易，而不知对自然万物和他人的劳动心存感恩。

谁都喜欢的"魔法粉末"

安部司感受到添加剂的魔力，首先来自于父亲的改变。

固执的父亲以前根本不听儿子说话。他开了一家面条加工厂，却苦于面条不能长期储存。安部司建议加入丙二醇和 pH 调整剂，父亲这次却全盘接受。

一位相熟的饺子皮加工厂厂长很发愁，因为饺子皮总是粘到机器上，剥饺子皮的时候必须停机。安部司建议他加乳化剂和增稠剂，于是这个厂长买了四种添加剂。"加进那个之后，机器一次也没有停过，那种'药'真厉害啊！"

一家以面条筋道、骨汤鲜香著称的面店，安部司建议老板使用乳化剂、磷酸盐，不用什么手艺，谁都能轻松做出筋道的面条；再用具有增强鲜味的呈味剂、酸味剂调出桶装汤，兑水稀释十倍就可以用了。

鱼糕店老板手艺精湛，兢兢业业，但是超市嫌他们的鱼糕价格高，要求做些便宜的产品。

安部司劝老板用进口的冷冻碎鱼肉，再加入化学调味料、蛋白水解物以及大豆蛋白，省时省力，还免去了采购鲜鱼并剔除骨头的辛苦。

"使用冷冻碎鱼肉，是手艺人的耻辱。"老板起初不肯。安部司的一句话至关重要："时代变了，这么辛苦的工作，你儿子是不会继承的。"

于是那家鱼糕店舍弃了多年的手艺活，开始制作"添加剂鱼糕"。

安部司说："那时我做的工作就是使添加剂合理化，让人们意识到，有了添加剂，不需要手艺人，没有技术也一样可以做出具有一定水平的东西。"

用更便宜的原料，缩短制作时间，不需要太多技术，这就是使用添加剂的好处。安部司的"合理化"进展顺利，食品加工业者很乐于接受。

那一刻我才意识到自己也是"买方"

转折源自"肉丸子事件"。

1983年的一天，是安部司女儿的三岁生日。回到家中的安部司突然发现，孩子们抢着吃的肉丸子，是自己帮助制造商开发的"得意之作"。

但他并未感到骄傲，反而慌张地用两只手捂住了盛着肉丸的盘子。

制造商采购了大量便宜的从牛骨头上剔下来的碎肉，这种碎肉黏糊糊的，水分多，既不能做成肉馅，又没有什么味道，一般用来制作宠物饲料。安部司被要求拿出方案，把这些废肉变成能吃的东西。

作为"食品添加剂之神",他给出的方案相当"完美":首先,加进一些不能再产蛋的蛋鸡的肉馅,以增加分量,成本也非常低;接着加进一种叫做组织状大豆蛋白的东西,产生柔软的口感。这种大豆蛋白也叫做"人造肉",现在还被用于制作便宜的汉堡。随后,用大量的牛肉浓汁、化学调味料等来增加味道。为了使口感嫩滑,还加入了猪油、加工淀粉等。

加入黏着剂和乳化剂,使机器批量生产更容易;用着色剂让颜色好看;用防腐剂、pH 调整剂延长保质期;用抗氧化剂防止褪色——安部司的操作驾轻就熟。

即便是调味汁和调味番茄酱,也要控制成本,使用添加剂来做出"具有那种味道的东西":把冰醋酸兑水稀释,用焦糖色素使其变黑,然后再加入化学调味料,做成"仿调味汁";把番茄酱用着色剂上色,加入酸味剂,用增稠剂增加其黏度,就做出"仿调味番茄酱"。

这种用了二三十种添加剂、几乎可称做"添加剂堆"的肉丸,一盒售价不到 100 日元(约合人民币 6.8 元),因为成本才二三十日元。

肉丸一上市就销售火爆,据说制造商仅靠这一种商品的利润就盖起了一幢大楼。

安部司自己也为研制出这种肉丸而自豪——废物利用制成食品,有利于环保,也让家庭主妇得到实惠。

但当他惊觉自己的孩子正开心地吃着这种肉丸的时候,"我才清楚地认识到,我根本不希望自己的孩子吃这种肉丸。"他说:"原来我只认为自己是'生产方''销售方',那一刻我才意识到自己也是'买方'。"

添加剂的信息没有完全公开

对于意识到自己是"买方"的安部司来说,许多以前熟稔的信息都变得别有意味。

某工厂的厂长总在私下里说："我那里特价出售的火腿根本不能吃。"咸菜加工厂的厂长也经常说："虽然价格超低，但最好还是不要买我们家的咸菜。"因为那是把发黑的蔬菜漂白后，用合成着色剂上色而成的。

安部司并没有犯法，他一直严格遵守国家制定的添加剂使用方法、标准和用量，并且在产品标签上也做了明确标示。他说："即使这样也抹不掉我的罪恶感。"

制造商降低了成本；超市以便宜的食品带动营业额高涨；消费者买到看上去既干净又好吃的便宜东西，本来要花两个小时才能做好的饭菜，现在只要5分钟就能搞定——食品添加剂看起来对所有人都有好处。

但是，安部司关心的是，消费者完全不知道在什么样的食品里加入了多少添加剂，信息没有做到完全公开。

产品背面的标签上，配料表里一般都标注了使用的添加剂。但是光读标签是读不懂的，安部司想要揭开的就是其中不为人知的"黑幕"。

添加剂公司为了卖出更多的添加剂，将磷酸盐、亚硝酸盐和有机酸盐等数种添加剂混合在一起，按着色用、紧缩肉质用、改良品质用等不同用途出售。制造商则被相关法律允许合并标示，即把若干种添加剂算做一种进行标示。

而对于包装表面积在30平方厘米以下的产品、散卖的加工食品、超市自己制作的副食品，则有免标的规定。

这些以前让整个行业都顺畅运行的法规，在被"肉丸子事件"刺激后的安部司看来，都成为消费者了解食品真相的障碍。而他也厌弃了"食品添加剂之神"的身份，想要做一个"食品添加剂翻译者"，让公众有更多知情权。

安部司知道，目前日本有 1300 多种添加剂，日常生活中使用的有五六百种。他估算，一个人每天摄取的添加剂大约 10 克，一年约 4000 克，与人均每天食盐的摄入量大体相当。光吃一个三明治，就可能同时吃进去乳化剂、酵母粉、调味料、pH 调整剂、磷酸盐、香料等 20 多种添加剂。每一种添加剂尽管都经过了国家质检部门的检验，但复合摄取的结果究竟如何，却是未知和模糊的。

这些问题让安部司担忧。

他从添加剂厂辞了职，没了高薪，生活一度没有着落。

"良心标准"

在添加剂领域工作十几年的资历，总是为安部司带来一些求教者。

面对听众中的孩子们，他经常做的一个试验是"甜瓜饮料"。

在一杯白水中，加入蓝 1 号着色剂，水变成了纯蓝色；然后加入黄 4 号着色剂，水变成了纯绿色，绿得和甜瓜的颜色一样。

"这两种颜色，全都是从石油中提炼出来的。"他会这样告诉孩子们。

随后，他又在这杯绿水中加入一成多的果葡糖浆。以前饮料里都加砂糖，但过重的甜味孩子们不喜欢，而果葡糖浆的甜味很清爽。

加了糖浆的"绿水"让陪在孩子身边的妈妈品尝，反应一般是"很甜，根本不能喝"。

魔术师般的安部司会往糖汁液体中加入三种酸味剂和柠檬香料，再让这位妈妈尝。对方往往会大吃一惊："这样就能喝了，味道不错。"

安部司随即告诉孩子们，他们认为美味香甜的"果汁"只是由一些粉末调和而成，而一瓶 500 毫升的饮料里，含有相当于 50 克砂糖所含的热量，也就是 837 千焦（200 千卡），但是人喝了之后却没有饱腹感，必然会引发热量的过度摄取。

"日本这些年肥胖儿越来越多，到处是自动销售机，随时随地可以买到甜水。我常常为儿童们演讲，告诉他们不该这样生活。"安部司说。

安部司的反思在一步步深入，除了公众的知情权之外，除了因为食品添加剂而被抛弃的"老手艺"和饮食文化之外，他更关注的是被现代食品工业和"便利生活"改变的心灵。

他回忆起自己年幼时在乡下养鸡、种菜的日子，那时吃进嘴里的鸡肉、蔬菜，能确实地感受到它们生命的存在;妈妈用一晚上时间亲手做的饭团，也更能让孩子体会到亲情，懂得珍惜。

添加剂本身无所谓好坏，只要严格地遵照规定的标准，也根本不违法。但是，安部司希望，在法律标准之外再加上另外一个标准——"良心标准"。

"日常生活变得方便、舒适、富裕，我们得到的东西很多，这是事实。但在其背后，我们是否失去了什么珍贵的东西呢? "安部司的追问也是我们的追问。

薯片的生意经

谢宛霏

关于薯片，你可能有这样的切身体会：吃下第一片后，就会一口气把它们全吃光。不要奇怪，实际上为了让消费者吃下更多的薯片，从研发、制造到营销，食品公司可是花了"狠心思"。《纽约时报》的调查记者迈克尔·莫斯花了 4 年时间，采访了 300 多名食品加工行业的从业人员、研究者及大公司 CEO。他发现，人们偏爱垃圾食品，是整个行业精心设计的结果。

"不要和我谈营养"

对于吃薯片停不下来的原因，德国埃尔朗根—纽伦堡大学的一项脑成像研究给出了答案——研究者将这种现象称为"享乐性贪食"：不为饥饿，而是为了获得愉悦感而进行过度摄食。

之所以愉悦，是因为食用薯片后，大脑奖赏系统的关键结构伏隔核被强烈激活，并发出一种奖赏信号，诱导享乐性进食发生。另一方面，原本能够根据食物摄入量调节进食欲望的中枢饱腹感回路变得不再敏感，导致摄入的热量超过实际的能量需求。于是，当你吃下第一片后，就会一口气把所有薯片吃光。

至于营养，则不在食品巨头的考虑范围之内。世界第六大食品公司通用磨坊、同时也是哈根达斯生产商的前 CEO 斯蒂芬·桑格就曾说过："不要和我谈营养，跟我谈味道。如果这种东西更美味，就别费心思去推销那些难吃的东西。"

食品工业当然知道怎样诱惑消费者——先从糖开始。巧克力、冰激凌、饼干自不必说，甚至某凉茶的配料表的第二位都是白砂糖，仅次于水。

再没有比糖更让人上瘾的配料了。实验老鼠有两个选择：含糖饲料、含可卡因饲料。94% 的老鼠选择了糖，而不是可卡因，即便是那些可卡因成瘾的老鼠，也很快投向了糖的怀抱。

怪不得这是食品业一条颠扑不破的真理：不知道该怎么做时，请加糖。

糖还有帮手——脂肪和盐，盐负责刺激你的味蕾，脂肪让人感到满足和愉悦。它们会刺激你的大脑，生成内啡肽——一种快乐荷尔蒙，让人倍感愉悦。

"我们没拿枪逼他们吃"

实际上早在 14 年前，卡夫、纳贝斯克、可口可乐、玛氏等食品行业的高管们就开过一个私人会议，讨论肥胖症的流行，以及解决的办法。

在美国，肥胖早已经成为一个巨大的健康隐患，当年食品公司遭到了美国疾病控制和预防中心、美国心脏协会和美国癌症协会的一致谴责。美国食品巨头的 CEO 们心里非常清楚，他们应该为此负责。

一部分高管试图制定一个计划，减少糖、盐和脂肪的用量，改变食品行业的营销方式，特别是针对儿童的。然而会议并没有成功。一位受人尊敬的食品公司的 CEO 说，我们不会因为一帮穿白大褂的家伙担心肥胖就拿公司的宝贝配方开刀。

是的，这些配方正是你明知道薯片、可乐、饼干的真实面目还大嚼特嚼的原因。食品公司建立了庞大的科研团队，帮助公司创造一个个最能激发消费者进食欲望的食物配方。

乐事薯片的生产商菲多利公司在达拉斯有一个强大的研发中心，500名化学家、心理学家和技术人员组成的研究团队，每年要花费 3000 万美元开发完善产品的口感、香味和松脆度，他们还有一个 4 万美元的咀嚼器，用来测试薯片的最佳崩裂点。

"人们可以指出糖太多了, 盐太多了，"一位食品公司的前 CEO 说，"我们并没拿枪顶着他们的脑袋逼他们吃，那就是消费者们想要的。"

无可挽回的损失

那些聪明的食品行业从业者总能把压力转化为营销的手段。

薯片行业也找到了应对之策，市场心理学的先驱欧内斯特·迪希特曾经为薯片生产商菲多利公司撰写了一份报告，应对消费者对薯片又爱又怕的心理。欧内斯特·迪希特先列出了消费者对薯片的担心：让人发胖、对身体不好、油脂量高、吃不完难保存、对孩子有害。

迪希特的建议是，提到薯片时，用烘焙代替油炸，听上去更健康。但是真的如此吗？烘焙薯片确实非油炸，但是并非没有用到油！我们看

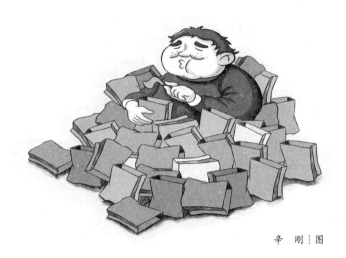

辛　刚┊图

一下配料表就会清楚地看到"氢化植物油和精炼植物油"。而其中的氢化植物油就含有通常所说的对人体心脑血管有不利影响的反式脂肪酸，过多食用反式脂肪酸将增加患冠状动脉心脏病的概率。

　　多年以来，食品行业耗费了大量的金钱和人力生产出高糖、高盐、高脂肪的食物，然后，又花大把的金钱和精力把它们推销出去。这是一个恶性循环，对公众健康造成的影响已经无法挽回。

滴酒不沾最健康

袁 越

　　哪里的男人最能喝酒？答案既不是所谓的"战斗民族"俄罗斯，也不是盛产大老爷们的我国东三省，而是罗马尼亚。罗马尼亚男人平均每人每天要喝82克的纯酒精，大致相当于4两白酒。请注意，这是所有人的平均值，该国肯定有人是不喝酒的，喝酒的也不一定每天都喝，所以罗马尼亚酒鬼们的真实酒量肯定要比这大得多。

　　哪里的女人最能喝呢？答案是乌克兰。乌克兰女性平均每人每天要喝42克纯酒精，大致相当于4杯红酒的量。

　　这两个数字来自2018年8月23日出版的《柳叶刀》杂志，该期杂志刊登了一篇关于酒精饮料与健康关系的重磅论文，作者是一个由美国华盛顿大学科学家牵头的"全球疾病负担"研究小组。该小组调阅了来自全球 195 个国家和地区的 694 个酒类消费数据库，最终得出上述结论。

这项研究还发现，全世界有 1/3 的人平时有饮酒的习惯，但各个国家和地区之间的差异极大。其中最喜欢喝酒的国家是丹麦，97.1% 的丹麦男人和 95.3% 的丹麦女人经常喝酒。最不喜欢喝酒的男人来自巴基斯坦，只有 0.8% 的巴基斯坦男性有饮酒习惯。最不喜欢喝酒的女性来自孟加拉国，饮酒率只有 0.3%。当然了，这篇论文的主要目的肯定不是调查酒精消费现状，而是研究酒精饮料对于健康的影响。为了达到这个目的，研究人员从庞大的数据库中检索到 592 篇相关论文，然后将这些论文的数据整合到一起，用最新的统计方法重新进行研究，修正了过去的错误结论，得出一批新的结果。

研究显示，酒精饮料是全世界 15~49 岁年龄段人群最大的致死因子，这个年龄段的人有 1/5 的死亡原因可以归结为饮酒。如果把所有年龄段的人都算上的话，那么饮酒在所有死亡原因中排名第七位。仅以 2016 年为例，全世界就有 280 万人死于酒精引发的各种事故，包括车祸、疾病和自残行为等。

这其中，饮酒和疾病之间的关系肯定是大家关注的重点。这个问题争议很大，因为此前虽然有很多证据表明酒精害处很多，但同时也有不少研究证明，适量饮酒对心血管系统的健康有好处。虽然后者所需经费有很多都是酒厂提供的，但世界各国的卫生部门还是给酒精饮料开了个口子，只对最低饮酒年龄做了限制。

这个口子开得有多大呢？只要和香烟的待遇比较一下就知道了。目前已经找不到任何关于香烟可能对健康有益的论文了，所有的研究无一例外证明香烟有百害而无一利，再加上香烟还有"二手烟"的问题，所以全世界几乎所有的国家都制定了严格的控烟法案，比如不准烟草公司做广告、公共场所禁止吸烟，等等。

但是，这篇论文颠覆了此前的看法，酒精饮料并没有所谓的"安全剂量"，少量饮酒虽然对心血管系统有一定的好处，但同时也有更多的坏处，比如致癌。研究表明，酒精是明确的致癌物。大于 50 岁的人群当中，27.1% 的女性癌症和 18.9% 的男性癌症都是喝酒引起的，仅此一项带来的坏处就大过好处了。因此，如果一个人想要健康长寿的话，那么他最好滴酒不沾。

据说很多人听到这个结论后的第一反应就是赶紧喝一杯压压惊，酒腻子们纷纷表示喝酒可以让人高兴，指责写这种论文的人都是死脑筋，看不到酒的精神价值。其实这些人会错意了，科学家们当然知道喝酒能让某些人感到愉悦，所以这篇论文不是写给酒腻子看的，而是写给那些误以为每天喝一杯红酒对健康有益，因此强迫自己喝酒的人看的。

更重要的是，这篇论文是写给政府机构看的。作者呼吁各国政府改变宣传口径，号召民众戒酒，起码不应再宣传"小酌有益"了。不过，酒鬼们不必对此过分担心，因为喝酒不像抽烟那样会对旁观者有害，所以酒精饮料是永远不会像香烟那样被踢出所有公共场所的。

神情专注的人更长寿

梅承鼎

医学家经过研究，得出一个可靠的结论：神情专注的人更长寿。比如书法家，他们一般都比平常人寿命长。唐朝著名书法家颜真卿、柳公权、欧阳询，分别活了77岁、88岁、85岁，都属于高寿之人。近代高寿的书画家更是大有人在，吴昌硕活了83岁，齐白石老人活了94岁……练习书法与练习气功有异曲同工之妙。在练习书法时，必须专心致志，摒除杂念，聚精会神，气沉丹田，心手合一，神至笔至，不能有一丝一毫的分心，其整个过程与练气功殊途同归。

当一个人全心倾注于一项自己喜欢的事业时，他自然也就沉浸在一种愉悦的情绪中，全力以赴地去做，尽心尽力地去做，心平气和地去做。在他全情投入的过程中，很自然地处在一种宁静致远、物我两忘的至高境界。这种境界可以使人乐而忘忧，可以增强人体的免疫功能和抵抗疼痛的能力。

　　书法家仅仅是神情专注者的其中一个群体，从事其他专注工作的人们，同样也可获得长寿。如作家、科学家、企业家等，他们中都不乏活了八九十岁，甚至年过百岁的长寿老人。

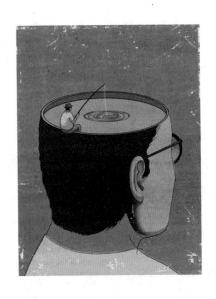

小心，感冒来袭

胡玉龙

感冒是一种常见疾病，总体上分为普通感冒和流行性感冒。传统观念认为，感冒是因为气候变化、身体受凉、过度劳累或者通过呼吸道感染流感病毒等因素所致。近年来，研究人员经临床观察，又发现了几种引发感冒的新途径。

"吃"能导致感冒

德国杜塞尔营养院的古斯塔夫·克兰霍弗教授经研究，发现一些感冒是由于饮食不当而引起的。诸如过多地食用肉类、乳制品等，可降低人体内免疫细胞的抗病毒能力，引起感冒。过多地摄入高盐食物，可导致唾液分泌减少，使口腔及鼻腔黏膜水肿、充血、病原微生物增多，容易引起上呼吸道感染，最终导致感冒；食用过多的高糖食物，可消耗体内水分和营养物质，引起口干舌燥，使机体免疫力降低，进而容易诱发感冒。兴一利，必有一弊，看来，吃得太好，也是感冒的根源之一啊。

"懒"能导致感冒

美国加利福尼亚大学的格林韦博士经过大量的临床观察发现，凡是活动量小的人，患感冒的概率比活动量大的人要高出 2~3 倍。户外活动时间过少，缺乏阳光照射，呼吸不到新鲜空气，就会使得体内血液运行不畅，躯体活动不灵敏，不易适应室内外环境，机体的免疫力随之降低，所以很容易感冒。"生命在于运动"，伏尔泰的名言永远值得提倡。

"愁"能导致感冒

俗话说："笑一笑，十年少；愁一愁，白了头。"也有一说："愁生百病。"看来，发愁对人体健康没有任何好处。医学研究发现，人经常发愁，容易引起免疫功能下降，机体杀伤、吞噬病原微生物和炎细胞的能力会被削弱，干扰素水平也会降低，造成呼吸道防御功能暂时性减退，给病毒以可乘之机。

英国感冒研究小组的学者为健康的自愿受试者做了心理方面的测试，把受试者按心理压力程度分成不同等级，然后让他们感染感冒病毒。结果，心理压力大及性格内向的一组要比心理压力小及性格外向的一组的感冒症状更严重。

没想到患上感冒还有这么多的"途径"。看来要想呵护自己的健康，还得从一点一滴做起。

23 招防感冒

梁水源　编译

　　感冒不是大病，却能够削弱你的免疫系统，从而导致其他严重的病原菌进入你的体内。但日常生活中适当注意一下，按照以下 23 招去做，你就会少感冒，甚至不感冒；万一感冒了，也会康复得快一些。

　　这对当前流行的甲型 H_1N_1 流感同样有效。

　　1. 勤洗手。美国海军保健研究中心有一个实验研究项目：让 4 万个新兵参加实验，命令他们每天洗手 5 次，结果新兵呼吸系统疾病发病率降低了 45%。

　　2. 公共厕所安装洗手烘干机。研究发现，大部分人在上完公共厕所以后，都没有洗手。每个人的手都触摸了厕所外门的拉手。正确的做法应该是：洗手之后，使用卫生纸巾拧住水龙头，使用另一块纸巾擦干你的手，用第 3 块纸巾放在外门拉手上，不直接接触拉手，拉开门离开。

3. 预防是关键。流感最好的预防策略是每年打一次流感疫苗。尤其对易感染人群，包括医护人员与慢性疾病患者，如糖尿病等，还有气管炎、心脏病、65 岁以上的老年人以及孕妇等。流感疫苗对由于流感引起的严重的复杂的健康风险是非常重要的预防手段。

4. 携带消毒杀菌剂。感冒现在典型的传播途径不是咳嗽、接吻，而是手手传染、手物传染。因为绝大部分感冒病毒都可以在普通物体上存活数小时。携带消毒杀菌剂（液）或消毒杀菌湿纸巾，随时随地擦擦手，这个办法既有效又方便。一项因感冒引起的小学生缺课研究发现：使用消毒杀菌湿纸巾的学校的学生缺课率，比使用其他方法预防感冒的学校的缺课率低 20%。

5. 每次洗手两遍。哥伦比亚大学的研究人员在志愿者洗手以后进行检测后发现，洗手一次效果不佳，即使你用的是抗菌香皂，也是洗两遍手比较理想。

6. 每三个月换一支牙刷。牙刷是可以清洁牙齿的，但你不刷牙时，它就成了一个病毒的滋生地。在你感冒痊愈之后，为了防止被病毒二次感染，你也应该换一支牙刷。

7. 在座位旁边放一盒纸巾。把纸巾放在方便使用的各个角落、工作场所、车上，因为你用纸巾的地方很多：比如任何人感冒了，打喷嚏、擤鼻涕都需要用纸巾。随时随地使用纸巾，可以有效地防止感冒病毒的扩散和传播。

8. 事情不顺心时，别太自责。不管你信不信，自责会招来感冒。如果我们缺乏自信，或者过于自责，当事情不顺利的时候，这种生活态度会使人感到更大的生活压力或工作压力。众所周知，压力会削弱人的免疫系统。

9. 用指关节擦眼睛。如果用手指尖擦眼睛就会把病毒带进眼睛里。眼睛是病原菌的绝佳入侵处，而人们平均每天摸鼻子、抓脸 20 次~50 次。

10. 每周一次桑拿浴。奥地利在 1990 年发布的一项为期 6 个月的研究表明：经常洗桑拿的志愿者比那些不洗桑拿的人患感冒的概率低 50%，可能是吸入的热气杀死了感冒病毒。

11. 使用室内空气加湿器。干燥的冷空气非常有利于感冒病毒的繁殖，这就是为什么气温变凉了容易感冒的原因之一。另外，当你分泌的黏液薄膜逐渐变干的时候，你的鼻子和喉咙就会由于受到刺激而更加敏感与容易感染。

12. 经常看看湿度计。室内湿度一般保持在 50% 左右比较好，持续高于 60% 就意味着墙壁、家具、衣服等物品会生出白霉，如果低于 40%，那么干燥的空气会导致感冒病毒的快速传播。

13. 每天吃一点儿大蒜。有 146 名志愿者进行了为期 12 周的实验：每天吃一点儿大蒜，或者吃一点儿安慰剂（使病患者精神放松的药品）。结果表明，这些志愿者与普通人相比较更不易感冒，即便是感冒了也好得快。这说明，吃大蒜或者心情放松都不易患感冒。

14. 每天静坐一次。每天一次，在寂静、微暗的室内，闭上眼睛，定神、沉思、冥想。这是一个已经被证明的减轻压力的好办法。实验证明，压力大的人患感冒的次数是压力小的人的次数的两倍以上。

15. 多运动。每天必须活动活动，比如骑自行车、跳舞、散步等。2006 年的一项研究发现，老年妇女进行每周 5 次、每次 45 分钟的适度锻炼，坚持一年后，相比那些习惯于坐着不动的同龄妇女而言，几乎不感冒。

16. 每天喝一盒酸奶。一项研究发现，每天喝一盒酸奶的人，不管是新鲜的还是采用加热法杀过菌的，与不喝的人相比，感冒的可能性都要小得多。

17.每天开窗户。不必每个房间的都打开，把你待的时间最久的那个房间的窗户打开就可以了。新鲜空气可以驱散所有的病原菌。

18.打喷嚏和咳嗽时，用卫生纸遮挡一下。无论谁告诉你在打喷嚏和咳嗽时，用手掩盖着嘴都是错误的，那样就会把病原菌喷到自己的手上，你的手会把病毒传到其他物体上，然后再传染给其他人。怎么办？用卫生纸遮挡是最好的。如果没有带卫生纸，那就抬起胳膊，朝着胳膊弯曲处，因为你不用胳膊肘握手或者擦眼睛。

19.幼儿园或托儿所的小孩子越少越好。孩子少，传染的机会就少。小孩是易感染人群，比成年人更容易感冒，一般每年平均感冒10次以上。

20.每天晚上清理手指甲，因为手指甲缝里存在着大量的病原菌。

21.不要让你的医生开抗生素。感冒是由病毒引起的，而抗生素是专杀传染病的细菌的，也就是说，感冒了服用抗生素根本没有用处，甚至还会给身体造成伤害，因为它同时也杀死了你的免疫防卫系统的组成部分，即那些"好"的细菌，为感冒病毒打开了方便之门。如果你最近使用抗生素多了，那就需要休整一下，恢复与补充你的"好"细菌。

22.早发现、早治疗。在发现感冒迹象（如微热、鼻子不通等）时，采取如下的预防措施：服用一些感冒药，隔3~4小时再服1次；服用海胆亚目，其主要功效是杀菌和促进伤口愈合（研究表明，服用海胆亚目，可使感冒次数减半，但有一定副作用）；熬一碗鸡汤喝；把蒜、丁香、橄榄油放在一起，烘烤1小时，然后将其抹在面包上吃。这4个方法或者可以缩短感冒病期，或者可以防止感冒，非常有效。

23.在感冒流行季节，每三四天洗一次或换一次毛巾。当你洗毛巾时，必须用开水，以便于杀病菌。

罗伦佐的油

耿 悦

"这些年，人们一直对我说：'奥古斯都，你的占有欲太强了，这个孩子终究会死去，何必让他受这么多折磨呢？'但罗伦佐也是一个有思想有灵魂的人，而不是一个只会呼吸的空壳，最重要的是他一直和我们在一起，他喜欢听音乐，喜欢我们给他读文章。这种感情太复杂了，但是我们一直坚信自己的选择。"

2013 年 10 月 24 日，奥古斯都·奥登在故乡意大利去世，这位世界银行前经济学家更为世人所知的是他发明的"罗伦佐的油"。儿子罗伦佐·奥登在 5 岁时患上罕见的疾病肾上腺脑白质失养症（ALD）。1987 年，奥古斯都为照顾儿子提前从世界银行退休。当年罗伦佐开始出现突然暴怒，以及逐渐失去听觉、平衡感与身体协调等症状，医生估计他只能再活两年。为了治疗儿子的病，没受过任何医学训练的奥古斯都和妻子一道开始大量阅读医学期刊并向医师们求教。后来他读到一篇有关给动物喂食橄榄油可降减长链脂肪酸的文章，受到启发，研发出饮用三油酸甘油酯与三芥子酸甘油酯的混合油疗法，罗伦佐因此比医生预期的多活了22年，在2008年30岁生日后一天去世。这种油因此也被称为"罗伦佐的油"。这个故事也被拍成了电影《罗伦佐的油》。

致我们混乱的健康观

老　猫

　　加了我的微信之后，我爹经常给我发一些有关健康的文章链接，并且提醒我收看电视里的健康节目。确实，我这个年龄也到了该关注健康的时候了。

　　可说句实话，我真的看不下去那些节目，尤其是嘉宾和主持人振振有词、唾沫横飞的样子。他们说要多吃某些食物的时候，阐释其原因，竟然是因为食物里有叶绿素——恕我读书少，我只知道叶绿素能让叶子变绿，进行光合作用，除此之外，我从没想象过叶绿素对人的健康有什么影响。我逻辑不行，转不过弯来。

　　记得多年前我听一个气功师的讲座。气功师站在台上发功，然后通过扩音器问大家："你们有什么感觉？"底下人纷纷应和：脸有点发热、肩膀有点麻……这种情形现在依旧出现在电视上，嘉宾总是对腰酸腿疼的老太太说，你是不是休息不好？营养素（或者胡萝卜素、蛋白质、叶绿素、维生素）补充得不够吧？老太太立刻点头，大家鼓掌。

不靠谱，是我对健康节目的普遍看法，也包括报纸上的健康版和网站的健康频道。这倒不是因为我有成见，而是我办过这类版面。想当年我在报纸做副刊的时候，就一定要做这个版——读者多啊，阅读量大，广告就上得多。那时候报纸上有三个版面是必须有的，健康、电视节目、漫画，要是有一天没了，读者还会抗议。

为什么低质的健康信息总有市场？当然和文化传统有关系。古人是最讲究食疗食补的，呼吸吐纳甚至男女之事，都能扯到养生上去，各种神秘的记载，肯定会潜移默化地影响当代人。这几十年，大师、大神辈出，喝鸡血、养红茶菌、甩手、香功以及各种门派的气功，你方唱罢我登场，潮流一阵一阵的，当与这样的文化基础有关。

另一个因素就是生活质量。从理论上来说，合理的饮食结构、充足的休息、适度的锻炼、讲究卫生以及轻松的心态，这些具备了，不健康都难。可是——大家做不到啊。年轻人忙着加班和熬夜，年纪大了又要对抗衰老，各种疲惫，所以就想着找更简捷的办法，或者力所能及地去改善某些细节。这也就是健康市场如此繁荣的原因之一。

健康信息多如牛毛，可如果所有的常识都说尽了，车轱辘话也讲得毫无意趣了，该怎么办？炮制者们还有一招，那就是"颠覆"。就是把人原有的健康概念彻底否定，告诉你新的"常识"，而这一点，在食物上表现得最为明显。

比如，我在餐厅里吃过一道"西柠煎软鸡"，好吃，回家就想试着做做。在网上搜出做法，看到要用料酒腌一下鸡肉，还要使用柠檬、醋和奶粉。

这个网页很负责任，把各种原材料对人身体有什么好处都详细说了，但最后又补充了一段：有的食物是相克的，牛奶是不能和水果、醋、酒精一起吃的。看完这句，我的思绪就凌乱了，这到底是让不让人吃呢？

这就是"颠覆"。

有一段时间，我妈总是叮嘱我，你喜欢熬鸡汤喝，这不健康。鸡汤里都是油，熬好汤，把鸡肉吃了就得了，不要喝汤。这对用鸡汤补营养的观念可是个颠覆。我问她从哪儿看来的，她说是从一个老中医写的书里看到的。

我就纳闷儿了，这书我也看过，可我怎么记得是正好相反呢？于是，我把书找来，认真翻阅。真相大白了，这本书分上下两册，在上册中，老中医提到喝鸡汤不好，要吃鸡肉。在下册中，老中医又告诉大家，鸡的营养都在汤里，鸡肉就像熬中药剩下的药渣，所以，应该喝鸡汤，鸡肉倒掉就好。

看，整本书都不能信了，甚至这个人，都没法信，随口就来啊。

中医这样，西医呢？

说个简单的吧。我每年都体检，体检了几十年了，而且，都有量身高这一项。我这身高挺神奇，有时候 1.75 米，有时候 1.71 米，每年都不一样，忽高忽低的。我想是有时候头抬高了，有时候有点哈腰，或者量尺有误差，但都在可理解的范围之内。然而有一次我被颠覆了。那一次，体检中心用了先进的电子量尺，人一上去，"啪嗒"一闪，身高就测出来了。我一瞧，只有 1.63 米。

看着医生把数字填在表上，我不禁质疑："大夫，您瞧我，不止这么点吧？"

大夫打量了我一眼，笑着说："不服不行啊，你得相信科学。"

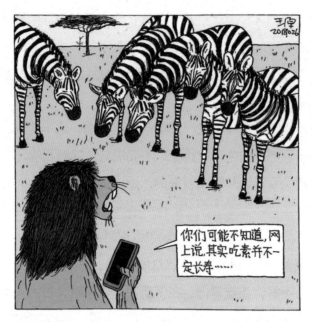

王 原 图

　　颠覆够大吧？可这还只是个开始。到了隔壁，测骨密度，我又被上了一课。

　　测骨密度很简单，就是把手放到一个类似扫描仪的机器上，扫一下，数据就出来了。我是头一次测骨密度，大夫看着数据说："你这是骨质疏松啊。你这骨头和 70 岁的人没区别啊。"

　　我大惊："怎么会？"

　　大夫问："你爱喝酒吧？"

　　我答："偶尔，不常喝。"

　　"那你爱喝可乐、雪碧。"

"不爱喝。"

"那就是总喝咖啡。"

"从不喝咖啡啊。"

大夫想了想，说："你喝茶吧？"

我点头。

"没错，就是喝茶喝的。茶是酸性的你知道吗？直接让钙质流失。别喝茶了，多吃点钙片吧。"

我当时被颠覆得目瞪口呆。我打小就被教育，茶是碱性，到了今天突然就变成酸性了？后来我又去网上搜，答案可真是五花八门，有人说茶叶是碱性的，泡出的茶水就是酸性的。有人说铁观音、普洱什么的是碱性，绿茶是酸性……总之，搜了比没搜还混乱。

那天给我印象最深的，是体检之后回到单位。同事老周站在楼道里，端着他的茶杯。老周和我是茶友，经常在楼道里边喝茶边聊几句，还互相借过茶叶，可这回，他杯子里装的是白水。

我一看就乐了，问他："大夫说你骨质疏松了吧？骨头跟70岁的人似的。"

老周说："对呀，他也这么说你了？"

然后，我们俩就在楼道里，呵呵呵呵地笑了起来。

新观念告诉我们怎么过日子

李　迪

你知道吗？不仅手机、电器、家居用品需要定期更换，健康观念也要及时"更新换代"。近日，美国"MSN 健康"网站刊文呼吁，别再执着于过去的生活观念，及时了解新的研究和发现，有助于我们更全面、理性、健康地生活。

一

旧观念：吃彩虹色食物能防癌。

美国权威机构曾建议，让餐桌上的颜色丰富起来有助于防癌，应适当多吃富含番茄红素的红色食物，比如西红柿；富含花青素的蓝紫色浆果，比如蓝莓、桑椹、葡萄；富含 β－胡萝卜素的橙色食物，比如胡萝卜、南瓜。

新观念：白色食物防癌效果更好。

最新研究发现，白色食物也有很好的防癌作用。如洋葱、大蒜中富含硒，能起到抑制恶性肿瘤的作用，对预防胃癌、结直肠癌效果最好，但不宜吃太多，否则容易引起腹胀；菜花、卷心菜等十字花科蔬菜中含硫甙类活性物质，经常食用可降低胃癌、食管癌、肺癌的发病风险。

二

旧观念：瘦肉是补铁的最佳来源。

多年来，美国权威机构一直认为，牛肉等红肉是铁元素的最佳来源。但多项研究表明，红肉中的血红素铁可能增加食用者患心脏病和结肠癌的风险。

新观念："绿色铁"最健康。

美国专家指出，深色绿叶蔬菜、豆类、干果等食物也是铁的优质来源，但人体对植物中的铁吸收率较低，维生素 C 能促进铁的吸收。原北京军区总医院高级营养配餐师于仁文表示，西红柿富含维生素 C 和番茄红素，可以将西红柿与富含铁的木耳、海带、芹菜等一起烹调，更利于补铁。饭后吃些富含维生素 C 的水果也有类似作用。

三

旧观念：避免吃加工食品。

层出不穷的负面报道，让人们对加工食品望而却步。比如，加工食品多是"含盐大户"，不利于心脑血管健康，且加工食品中往往添加了色素、防腐剂、香料等。

新观念：有些加工食品可以买。

虽然加工食品有种种不是，但关键看你怎么挑选。美国专家指出，全麦面包、蔬菜挂面、苏打饼干等加工食品，含盐、油量都不高，值得购买。北京市疾病预防控制中心营养与食品卫生所主任医师徐筠说，加工食品种类丰富，究竟哪些好、哪些不好，需要消费者通过阅读配料表和营养成分表来鉴别，结合自身情况来选择购买。总热量、脂肪含量、含盐量、含糖量等都是常用的判断标准，比如需要控制体重的人群就要选择总热量低的加工食品。一般来说，配料表越简短，加工工艺越简单，也相对更健康。

四

旧观念：热身就是做伸展运动。

从小我们就被体育老师教导，运动前要做伸展运动，可以防止运动损伤。但美国最新研究发现，仅靠单一的扩胸、抬腿、绕手腕等伸展运动并不足以预防运动损伤。

新观念：热身时先做全身运动。

美国温斯顿－塞勒姆州立大学林恩·米勒博士指出，热身时应先做全身运动，慢跑是最好的方式，还可以在原地做有节奏的单腿跳、双腿跳，待体温上升后再进行专项准备活动，比如踢足球前做深蹲起、踝关节绕环，并进行颠球、传接球练习；打篮球前活动肩关节、腰部、下肢、手腕等，并做运球、投篮练习。国家体育总局体育科学研究所研究员高崇玄说，热身以5~10分钟为宜，感觉身体发热、微微出汗、有点气喘即可。夏天身体易进入兴奋状态，可减少热身时间，冬天则应相应延长。

五

旧观念：蹲着对膝盖不好。

研究表明，平躺时膝盖的负重几乎是零，站起来和平地走路时的负重是体重的 1~2 倍，而蹲和跪是 8 倍。因此有专家建议，为保护膝盖，最好少下蹲。

新观念：下蹲练习好处多。

研究指出，做下蹲运动有以下好处：改善下肢血液循环及神经功能，改善心脑血管功能，延缓关节老化，可以预防和辅助治疗痔疮、前列腺炎、肾结石等疾病。

高崇玄指出，久坐办公室的年轻人非常适合做简单方便的下蹲运动，每次下蹲停顿 2~3 秒，每次做 1~2 分钟即可。患有高血压、糖尿病、关节病的老年人不宜做下蹲练习，身体状态佳的老年人可以做，但要牢记：不能深蹲，下蹲速度不能太快，一次最多做 10 个，一天别超过 30 个。

六

旧观念：饭后马上刷牙。

美国口腔医生指出，饭后 10 分钟内，口腔里的酸度达到高峰，酸性物质会侵蚀牙齿表面的牙釉质，造成蛀牙。因此，饭后立刻刷牙，可有效降低蛀牙产生的概率。

新观念：吃酸味食物后过半小时再刷牙。

美国口腔科学会主席霍华德·甘博教授表示，吃酸性食物后，牙齿表面的牙釉质软化，此时刷牙会破坏牙釉质。因此，最好先用清水漱口，待半小时后口中酸味变淡时再刷牙。总之，饭后刷牙不必过于着急，饭后立即漱口也可优化口腔环境。

七

旧观念：衣物都用凉水洗。

用凉水洗衣物是人们千百年来养成的习惯。然而，这么做不能有效清除细菌、真菌、尘螨等损害健康的物质。

新观念：贴身衣物用热水洗。

美国专家建议，袜子、内衣、浴巾、床单等贴身衣物是细菌、真菌、尘螨等大量滋生的地方，最好用45℃~66℃的热水洗15~20分钟，洗后及时烘干或在太阳下晾晒，才能达到最佳杀菌效果。需要提醒的是，许多人喜欢洗前浸泡衣物，但时间不宜过长，否则会降低衣物寿命和清洁剂功效，浸泡时间以10~15分钟为宜。

八

旧观念：一双运动鞋穿到坏。

运动鞋穿着舒适，日常活动和做体育运动时都能穿，因此很多人无论上班还是休息都穿运动鞋，不少人习惯把一双运动鞋一直穿到坏为止。

新观念：多买几双换着穿。

在专家看来，一双运动鞋穿到坏极易造成运动损伤和真菌繁殖，导致脚癣、皮炎、湿疹等疾病。卢森堡研究发现，有几双跑步鞋的跑步者，其受伤风险比起只有一双者降低了39%。专家建议，喜欢穿运动鞋的人应至少准备两双运动鞋，每周替换一次。如果喜欢某项运动，还要为自己添置一双专项运动鞋，比如篮球鞋、足球鞋等。此外，最好养成一回家就换拖鞋的习惯，并把穿了一天的鞋放在通风处晾干。

怎样才算是"好好吃饭"

云无心

"健康饮食"不是针对一顿饭，任何一种食物，都会提供人体需要的营养成分。

营养指南中所说的"健康饮食"，是指一个人摄取的所有饮食是否符合人体的需求——需要得多，就吃得多；需要得少，就吃得少。

只有"整体的食谱"，才能谈得上"健康"还是"不健康"。这个"整体"，至少是针对一天而言，甚至可以是以几天为时间范围。

所以，针对一份食物或者一顿饭来谈论是不是"健康"，意义很有限。

通常所说的"不健康食品"甚至"垃圾食品"，其实并不含"有毒有害"的成分，只是因为它们所富含的营养成分人们很容易获得，因此导致摄入得太多。

同样，所谓的"健康食品"也并非含有什么神奇的"健康成分"，而是它们富含的营养成分往往在许多人的饮食中有所欠缺。

外卖食物的特点

"外卖"并不是一种新型食物，而是新的餐饮服务方式。

传统的餐饮是从灶台送到餐馆内的桌子上，外卖只是扩大了送餐的距离，可能送到几千米之外。食物还是那些食物，扩大了送餐的距离、延长了从制作到食用的时间，对于食物的营养几乎没有影响。

不过，因为出锅和食用之间的时间延长了，使一些食物的味道和口感发生明显变化。而为了加快食物制作的速度、降低成本，还有一些外卖食物是用半成品的"料理包"制作的，其味道和口感跟用新鲜食材制作的比会存在一些差异。这些差异对食物的营养价值没有明显的影响，但会影响到我们对它的接受度。

对大多数人来说，"好吃"是食物最重要的品质。所以，点外卖的时候，就会点那些"延时"之后依然好吃的食物，比如肉类和根茎类的食材，或以红烧、油炸等比较"重口味"的方式烹饪的食物。而对蔬菜、粗粮等食材，以及清炒、白灼等方式制作的菜式就相当无感。

所以，虽然营养师会孜孜不倦地倡导大家要点"荤素搭配""口味清淡"的外卖，大家在理智上也能够很好地理解，但真正点的时候，还是会倾向于那些"不健康"的。

如何让外卖成为"健康饮食"的组成部分

"不健康食物"之所以不健康，是因为它们的营养成分太容易获得。

只要在其他的食物中"取长补短"，它们也就不再是"不健康食物"，从而成为健康饮食的组成部分。

比如，如果中午的那一顿吃外卖，点了红烧肉或者炸鸡腿，或者鱼香肉丝，或者宫保鸡丁，外加米饭，在许多营养专家看来，这样的午餐肉多、盐多、碳水化合物多，但缺少蔬菜、水果和粗粮。如果要给这一顿午餐的营养价值"打分"，只能打一个低分。

但这并不重要。因为，除了这顿午餐，你还要吃早餐、晚餐，甚至零食和夜宵。只要在其他那几顿饭中注意补上蔬菜、水果、粗粮，注意控制盐和糖，也完全可以构成"健康饮食"。

"熬鹰青年"应该怎样点餐

这个年代有很多"熬鹰青年"。他们睡得很晚，往往需要在晚餐之后、睡觉之前再吃一顿夜宵。这样的人，更适合轻食、简餐，不必在意传统的"一日三餐"。

"好好吃饭"的根本，是获得全面均衡的营养，而不是社会普遍认可的"吃饭模式"。所以，吃几顿、什么时候吃，其实不是那么重要。吃什么、吃多少，才是关键。

对于这样的人群，首先应该考虑的是，一天之中的"主餐"在什么时候？如何解决？

对于大多数人，午餐和晚餐是最重要的，会吃下一天之中的多数食物。所以，首先应确定这两顿该如何解决。

按照很多人的习惯，中午点外卖，晚餐自己做或者去餐馆。那么，外卖那一顿，就可以尽情点自己喜欢吃的，比如前面说的：以米饭（或者面食）为主食，吃重口味的肉类或者土豆等根茎类食物。这些食物受外卖形式的影响不大，可以让人吃得很满足。但是，依然要注意控制总量。

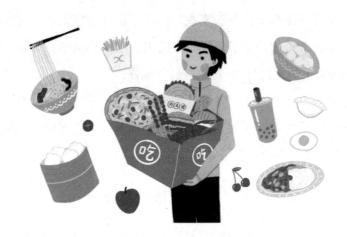

　　如果这一顿占用了太多的碳水化合物、肉类和盐的份额，那么在另一顿主餐——晚餐的时候，就需要吃清淡的，比如轻烹饪的绿色蔬菜或者蔬菜沙拉，以及一些膳食纤维丰富的谷物、薯类。

　　此外还有水果，可以在一天的任何时候吃，作为零食，或者餐后甜点。另外，还可以带一小把坚果。这样，一天中的午餐、晚餐和零食，基本上就能涵盖主要的营养成分和食物种类。

　　此外，还有早餐和夜宵需要考虑。

　　早餐需要有一些碳水化合物和优质蛋白，所以燕麦片（或者粗粮代餐粉）加上牛奶（或者鸡蛋）是最方便快捷的选择。如果喜欢，也可以加一点坚果或者水果。

　　最后是夜宵。夜宵不能吃得太多（否则热量太高），也没有必要饿着肚子（否则睡不好）。一杯牛奶（或者一小杯酸奶），加一块粗粮饼干（或者其他粗粮零食），也就够了。

这样，基本上该有的营养成分都有了。另外，要稍微注意，"不要吃撑，八九分饱即可"。

不管你是运动达人还是宅着懒得动的人，都要记住：运动能让身体机能更好，但控制体重的关键还是饮食。在前面所说的"好好吃饭"的基础上，对体重影响最大的就是饮料——一大杯奶茶，你运动一个小时都未必能够消耗掉其热量。

所以，把任何含糖的饮料换成白水、纯茶、黑咖啡、柠檬水都可以。如果实在需要甜味的慰藉，那么代糖的碳酸饮料、气泡水也是不错的选择。至于鲜榨果汁、网红奶茶、三合一咖啡、冰茶凉茶、果汁饮料等等，实在要喝的话，就想想要用食物中的哪一部分去替换吧。

除了控糖，控盐也是"好好吃饭""健康饮食"的重点。控盐最有效的方式是尽量少喝汤，外卖也不要点汤。一般而言，一碗200毫升你觉得"好喝"的汤，通常会含有 2~3 克的盐——而一天的盐限额，也才 6 克而已。尽量少喝汤，就可以把盐的份额留给其他食物。

最后，好好吃饭并不难，"吃好"也并不意味着不健康——关键在于：你得知道自己需要什么营养，如何通过饮食去实现。

腰围上的中国

陈 卓

和大多数学者不同，保罗·弗伦奇研究中国的工具是一把尺子。

这把尺子测量的是中国人的腰围。根据他引用的数据，目前中国城市男性的平均腰围已经从 1985 年的 63.5 厘米增长至 76.2 厘米，这意味着，在短短 27 年的时间内中国男人的腰粗了 20%。更令人震惊的是，其中 40~50 岁男性的平均腰围已经达到 86.2 厘米。

作为通亚咨询公司的创办人和首席研究员，这位英国人近 10 年来一直关注中国的消费市场。不过，这位学者无意间注意到另一个事实，那就是中国人越来越胖了。数据显示，我国早在 2002 年就有 2 亿人超重，其中大约 6000 万人肥胖。这个庞大群体背后是一个巨大的经济黑洞：仅 2003 年，我国成人可归因于超重或肥胖所带来的高血压、糖尿病、冠心病和脑中风造成的直接经济负担就高达 211 亿元。

"仅仅在 20 多年以前，即使在中国最富裕的城市，人们仍在努力填饱肚子，现在他们却在拼命减肥。"与弗伦奇共同完成著作《富态：腰围改变中国》的另一位作者马修·格莱博表示，"肥胖问题将成为中国未来经济发展和公共卫生系统的一枚定时炸弹。"

从杨柳细腰到大腹便便

从杨柳细腰到大腹便便，中国人只用了短短二三十年的时间。来自中国疾病预防控制中心的数据显示，从 1992 年到 2002 年这 10 年间，在经济飞速发展的同时，我国人口的超重率增长了近 40%，肥胖率增长了近 100%。

"啤酒肚"所体现的腹内积聚脂肪，即所谓中心性肥胖，更容易对健康产生不利影响。"中心性肥胖导致糖尿病、高血压、血脂异常和心血管病的危险更高。目前中国的肥胖人群中，八成以上存在这种肥胖类型。"中山大学孙逸仙纪念医院副教授陈超刚说。

在中国，中心性肥胖是指男性腰围超过 90 厘米，女性腰围超过 80 厘米。按照这个标准，21 世纪初，我国 35~74 岁成年男性中心性肥胖患病率为 16.1%，女性患病率为 37.6%。换句话说，我国已有近 4000 万名男性和 9000 万名女性处于危险之中。

肥胖是社会问题

在物质极大丰富的同时，变粗的不仅仅是中国人的腰围。弗伦奇还注意到，近年来，中国城市中，C、D、E 罩杯的文胸销售量不断增加，而 A、B 罩杯的文胸销售量一直在减少。在衬衫制造企业的产品目录中，大领口衬衫正在占据主要地位。

从事心脑血管研究近 30 年的顾东风介绍，肥胖很容易引起血压高、血脂高和血糖高。这"三高"会造成血管的动脉粥样硬化，就像水管里的斑斑锈迹。这些"锈迹"脱落下来，就容易造成血管破裂。如果这种情况发生在脑子里就是脑出血。另外，这些脱落下来的"锈迹"还会堵塞血管，造成脑栓塞。如果堵塞发生在心脏就是冠心病。

腰围的增大往往预示更大的风险。"十一五"期间，顾东风带领团队随访了 2 万余名年龄在 35~74 岁之间的人群。根据对调查结果的初步分析，他发现相比于腰围正常的人，中心性肥胖的人罹患各种心脑血管疾病的风险普遍增加 30%~50%，随着腰围的增加，心脑血管疾病造成的死亡率也在逐步攀升。

在英国学者格莱博看来，造成中国人日益"心宽体胖"的罪魁之一是饮食结构的变化。2003 年，位于上海市中心的来福士广场开业时，他注意到那里售卖来自美国的热狗、土耳其烤肉、超级汉堡包和哈根达斯冰激凌，却几乎没有中式餐饮。不过这并没有让前来就餐的白领们感到任何不适，他们都是抓紧时间狼吞虎咽一番，然后立即赶回办公室。

与饮食结构同时改变的，还有人们的生活方式。最新发布的《健康中国 2020 战略研究报告》显示，我国有 83.8% 的成人从不参加锻炼。

"寄信收信都不去邮局了，都让快递公司上门服务。"顾东风说。

在他的记忆里，30 年前，整个北京阜外医院只有一两辆轿车，"但现在几乎所有医务人员都不能把车停在医院内，因为要腾出车位给前来看病的患者。"

两位来自大洋彼岸的学者，还注意到城市化进一步"加粗"了中国人的腰围。"爱护草坪是中国公园的一个最普遍的规定，这意味着，公园只是一条装饰得很漂亮的小径，而不是可以让儿童嬉戏的场所。"弗伦奇说。

"如果周边缺乏运动的场所，人们就要回家看电视，看电视就要吃点东西，这就形成一个恶性循环。"中山大学公共卫生学院陈裕明教授再三强调，"很多人认为肥胖是个人好吃贪吃造成的，不是这样的，肥胖是一个社会问题。"

现在是控制肥胖的关键时期

在成年人的腰围越来越粗的同时，弗伦奇和格莱博还注意到，中国的小胖子越来越多。根据疾控中心的有关数据，我国17岁以下的肥胖人群已超过55万人。国际肥胖研究协会主办的《肥胖综述》月刊日前公布研究报告也显示，中国有12%的儿童体重超重。

这两位消费者行为研究者发现，在中国，许多消费决策由孩子掌控。孩子们会要求在必胜客而不是街角妈妈喜欢的成都小吃店就餐，在回家路上的冰激凌摊买一个雀巢花心筒，在超市购物时再来一包阿尔卑斯特浓原味奶糖。

对此，中国疾控中心助理研究员翟屹感到忧心忡忡："本来，我们的饮食模式比西方更健康，但如果不改变孩子们喜欢吃洋快餐的习惯，等到一二十年后，我们整个国家的饮食习惯也会变得和美国一样。"

作为超级肥胖大国，美国大约每3个成年人中就有1个人肥胖。1999年，美国与肥胖相关的各项医疗保健费用总额高达1022亿美元。21世纪以来，美国医疗保健支出的1/4都用于肥胖引起的相关疾病。

翟屹认为现在是控制肥胖的关键时期。与欧美国家相比，我国的肥胖人口比例并不高，如果这几年能够控制好肥胖问题，我们可能就不会重蹈美国的覆辙。

不过，疾控中心慢性病防治与社区卫生处处长施小明表示："改变饮食习惯这种社会行为有一定的难度，需要政府出台政策，也需要各部门共同创造支持性环境。"

我国最早尝试改变饮食习惯的行动，是1989年制定的《中国居民膳食指南》。这个指南后来被简化成我们所熟悉的膳食宝塔，清楚地标明了每日各类食物的摄入比例。但是，这个简单易学的宝塔推行效果并不理想。施小明介绍，即使到1997年，医务人员对膳食指南的知晓率也仅有28%。

"在研究层面，我们的学者并不比国外专家水平低。"翟屹说，"学者们编写了各种各样的指南，但是没有一个很好的机制去推广它们。"

事实上，2009年，中共中央和国务院联合下发了《关于深化医药卫生体制改革的意见》，其中提到"医疗卫生机构及机关、学校、社区、企业等要大力开展健康教育，充分利用各种媒体，加强健康、医药卫生知识的传播，倡导健康文明的生活方式"。

编后记

科技是国家强盛之基，创新是民族进步之魂。科技创新、科学普及是实现创新发展的两翼，科学普及需要放在与科技创新同等重要的位置。

作为出版者，我们一直思索有什么优质的科普作品奉献给读者朋友。偶然间，我们发现《读者》杂志创刊以来刊登了大量人文科普类文章，且文章历经读者的检验，质优耐读，历久弥新。于是，甘肃科学技术出版社作为读者出版集团旗下的专业出版社，与读者杂志社携手，策划编选了"《读者》人文科普文库·悦读科学系列"科普作品。

这套丛书分门别类，精心遴选了天文学、物理学、基础医学、环境生物学、经济学、管理学、心理学等方面的优秀科普文章，题材全面，角度广泛。每册围绕一个主题，将科学知识通过一个个故事、一个个话题来表达，兼具科学精神与人文理念。多角度、多维度讲述或与我们生活密切相关的学科内容，或令人脑洞大开的科学知识。力求为读者呈上一份通俗易懂又品位高雅的精神食粮。

我们在编选的过程中做了大量细致的工作，但即便如此，仍有部分作者未能联系到，敬请这些作者见到图书后尽快与我们联系。我们的联系方式为：甘肃科学技术出版社（甘肃省兰州市城关区曹家巷1号甘肃新闻出版大厦，联系电话：0931-2131576）。

丛书在选稿和编辑的过程中反复讨论，几经议稿，精心打磨，但难免还存在一些纰漏和不足，欢迎读者朋友批评指正，以期使这套丛书杜绝谬误，不断推陈出新，给予读者更多的收获。

丛书编辑组
2021 年 7 月